Yvonne Ginsberg

Fastenwandern mit Leib und Seele

Yvonne Ginsberg

Fastenwandern mit Leib und Seele

Patmos

FSC
www.fsc.org
MIX
Papier aus verantwortungsvollen Quellen
FSC® C006701

Für die Schwabenverlag AG ist Nachhaltigkeit ein wichtiger Maßstab ihres Handelns. Wir achten daher auf den Einsatz umweltschonender Ressourcen und Materialien. Dieses Buch wurde auf FSC®-zertifiziertem Papier gedruckt. FSC (Forest Stewardship Council®) ist eine nicht staatliche, gemeinnützige Organisation, die sich für eine ökologische und sozial verantwortliche Nutzung der Wälder unserer Erde einsetzt.

Bibliografische Information der Deutschen Nationalbibliothek
Die Deutsche Nationalbibliothek verzeichnet diese Publikation in der Deutschen Nationalbibliografie; detaillierte bibliografische Daten sind im Internet über http://dnb.d-nb.de abrufbar.

www.patmos.de

Umschlagmotiv: © plainpicture, Hamburg
Druck: CPI – Ebner & Spiegel, Ulm
Hergestellt in Deutschland
ISBN 978-3-8436-0020-0

Inhalt

1. Einführung: Rückbesinnung auf das Wesentliche

Fastenwandern ist nichts Außergewöhnliches, sondern etwas ganz Natürliches. Sowohl Fasten als auch Wandern sind Fähigkeiten, mit denen die Evolution uns Menschen ausgestattet hat. Als unsere Vorfahren noch als Jäger und Sammler weite Strecken zu Fuß zurücklegen mussten, bestimmten die klimatischen Verhältnisse das Nahrungsangebot. Je weiter der Lebensraum der frühen Menschen vom Äquator entfernt war, desto stärker waren sie den jahreszeitlichen Temperaturschwankungen ausgesetzt, die das Wachstum von Pflanzen und das Verhalten von Tieren bestimmen. Im Winter wachsen keine Beeren und viele Tiere halten Winterschlaf. So wanderte der Mensch oft tagelang, ohne geeignete Nahrung zu finden. Er überlebte diese Notzeiten dank der Fähigkeit zum Fasten, ein genetisches Programm, das den Nährstoffbedarf für eine begrenzte Zeit aus körpereigenen Reserven deckt. In den Zeiten des Überflusses, in denen wir heute leben, erscheint uns diese biologische Fähigkeit nutzlos. Wir brauchen sie nicht zum Überleben. Doch der Wohlstand und das »Zuviel des Guten« bringen lebensbedrohliche Risiken mit sich. Übergewicht oder sogar Fettleibigkeit sind die Folgen einer bewegungsarmen Lebensweise und der Nährboden für Diabetes und Arterienverkalkung. Und es gibt kein genetisches Programm, das hier regulierend eingreift.

Leben ist nur möglich in evolutionär vorgegebenen Toleranzbereichen. Betrachten wir zum Beispiel das Blut: Es darf nicht zu warm (Fieber) und nicht zu kalt (Erfrieren), nicht zu sauer (Acidose) und nicht zu süß (Diabetes) sein, um nur einige Parameter zu nennen. Nähern wir uns den Grenzen dieser Toleranzbereiche, begeben wir uns in Lebensgefahr und körpereigene Regulationsmechanismen setzen ein, um Abweichungen zumindest vorübergehend auszugleichen und das System in den Normbereich zurückzuführen. Bei einer drohenden Übersäuerung des Blutes beispielsweise wird die Ausscheidung von Säuren über Urin, Stuhlgang und Schweiß erhöht. Außerdem werden Mineralien aus den Knochen mobilisiert, um die Säuren zu neutralisieren.

Auch der Fastenstoffwechsel ist solch ein Mechanismus, der anspringt, wenn dem Körper von außen keine Nahrung mehr zugeführt wird. Jedoch können Regulationsmechanismen von der Norm abweichende Zustände immer nur eine Weile abfedern. Denn auch sie unterliegen biologischen Grenzen. Beim Beispiel der Blutübersäuerung sind dies unter anderem die begrenzte Ausscheidungskapazität der Nieren und die begrenzten Mineralienreserven in den Knochen.

Stellt man eine solche Notsituation in einen anderen Kontext und betrachtet sie aus einem anderen Blickwinkel, dann kann man die Situation umdeuten. So kann man Fasten betrachten als eine dem Körper angeborene Fähigkeit, mit einer Notsituation intelligent und effizient umzugehen. Diese Fähigkeit zum Verzicht lässt sich mithilfe von Übungen auch auf unsere Gedanken und Gefühle übertragen. Schon die griechische und römische Antike sowie viele Religionen – unter anderem Christentum, Judentum, Islam und Hinduismus – sahen und sehen einen Wert darin, die Fähigkeit zum Verzicht bewusst einzuüben. Darum haben viele Religionen die Askese in ihre Praktiken und Rituale eingebunden. Die Ziele der Verzichtsübungen variieren und sind sehr vielfältig: Charakterbildung und Selbsterziehung durch Triebbeherrschung und Willensstärkung, Bußetun und Opferbringen, durchlässiger werden für das Göttliche Sein und höchste spirituelle Ziele, wie das Einswerden mit Gott und die Erfahrung von Transzendenz.

Die Askese kennt viele Formen des Verzichts, auch in der Art der Ausführung. In der Regel bezieht sie sich auf Grundbedürfnisse des Körpers und der Psyche, wie den Verzicht auf Nahrung (Fasten), den Verzicht auf Sexualität (Enthaltsamkeit) oder den Verzicht auf Kommunikation (Schweigen). Der Askese stehen Sinnlichkeit und Genuss gegenüber, die ebenfalls zu einem erfüllten Leben gehören. Jedoch alles zu seiner Zeit: »Wenn Rebhuhn, dann Rebhuhn, wenn Fasten, dann Fasten«, so hat es die Mystikerin Theresa von Ávila (1515–1582) ausgedrückt.

Das rechte Maß wäre dann der goldene Mittelweg, ein Weg der Mitte, wie er im Buddhismus angestrebt wird. Doch was kann man tun, wenn man den Weg der Mitte verloren hat, von ihm abgekommen ist und irgendwo rechts oder links der Mitte festsitzt? Eine erfolgreiche Strategie, um ein verlorenes Gleichgewicht wiederherzustellen ist das Prinzip »Gegensätzliches mit Gegensätzlichem zu heilen« (*contraria contrariis*). Allerdings bedarf es kluger Lenkung und Führung, um nicht von einem Extrem ins andere zu fallen. Wenn mir kalt ist, wärme ich mich in der Sonne, ziehe mich jedoch rechtzeitig zurück, um mir nicht einen Sonnenbrand zu holen. Fasten als Therapie versteht sich als eine solche contraria-contrariis-Maßnahme, die sich insbesondere in der Naturheilkunde zur Linderung der Nöte einer Überfluss- und Wohlstandsgesellschaft etabliert hat. Fasten als Naturheilverfahren gilt als »Operation ohne Messer«[1] und es sind dafür keine teuren Medikamente und keine aufwendigen Apparate nötig. Kommt noch das Wandern hinzu, hat man eine optimale Kombination. Man wirkt nicht nur der Maßlosigkeit beim Essen, sondern auch der Bewegungsfaulheit mitsamt ihren uns krankmachenden Folgen entgegen. Wandern bietet einen natürlichen Ausgleich für die Bewegungsarmut unserer Zivilisationsgesellschaft, weil wir beim Wandern Körpersysteme wie Bewegungsapparat, Herz-Kreislauf-System, Stoffwechsel, Nervensystem und Immunsystem trainieren. Hinzu kommen die frische Luft, natürliches Licht und die Natur mit ihren lebensfördernden Sinnesreizen. »Gehen ist die beste Medizin«, befand bereits Hippokrates von Kos vor 2500 Jahren.

Gesundheit ist ein begehrtes Gut. Alle möchten sich wohlfühlen in ihrer Haut und leistungsfähig im Leben stehen. Für viele ist dies jedoch ein Eiertanz um die goldene Mitte. Wir kennen zwar die optimalen Bedingungen, unter denen ein Mensch wächst und gedeiht. Wir kennen auch die wichtigsten Verhaltensregeln, die unsere Gesundheit fördern. An der Umsetzung jedoch müssen die meisten von uns ein Leben lang arbeiten. Fastenwandern kann uns dabei dienlich sein, uns auszurichten auf einen Weg der Mitte und diesen zu bahnen, damit er sich leichter geht und ein Abweichen seltener wird.

Ergänzt man Fasten mit Wandern, steigert dies die Effektivität des Fastens. Nochmals größer wird der Gewinn, wenn man die spirituelle Dimension einbezieht, weil der ganze Mensch in seiner Einheit als Körper-Geist-Seele-Wesen angesprochen wird. Durch die Abkehr vom konsumgeprägten und leistungsorientierten Alltag öffnet sich ein Freiraum für geistige Einkehr und Rückbesinnung auf das Wesentliche. Unser Denken und Fühlen, unsere geistige Haltung und unsere Einstellung zum Leben bestimmen unser Wohlbefinden viel stärker als alle gesunden Essenspläne und Bewegungsprogramme. Beim Fastenwandern haben wir Zeit, unseren Lebensweg, unseren momentanen Standort und unsere Ziele auf Gültigkeit, Bedeutung und Wertigkeit zu überprüfen. Bewegen wir uns noch in eine gute Richtung? Oder befinden wir uns auf Abwegen, Umwegen oder Irrwegen? Ist es vielleicht an der Zeit, neue Wege zu gehen? Oder liegen nur Hindernisse im Weg, der Weg an sich ist aber der Richtige? Wie lassen sich die Hindernisse wegräumen, umgehen, untergraben oder kann ich sie einfach überklettern? Das sind Fragen, die man mit auf den Weg nehmen kann. Vielleicht will man aber beim Fastenwandern auch mal gar nicht denken, und stellt dann fest, wie schwer das ist.

Dieses Buch soll der Orientierung dienen und Wegweiser sein für eine Art des Fastenwanderns, die nach individuellen Neigungen, Bedürfnissen und Interessen gestaltet werden kann. Für den einen steht die Gesundheit im Vordergrund, für den anderen das Seelenheil. Manch einer will einfach nur den Alltag hinter sich lassen und einen Urlaub ohne gängige Konsumgewohnheiten machen. Die Motive und Absichten sind vielfältig. Der Leser möge sich herausgreifen, was ihn anspricht und was ihm dient, und dabei immer bedenken: Die Landkarte ist nicht das Gelände und der Wegweiser ist nicht der Weg.

Die geeignete Fastenmethode zum Fastenwandern

In notwendigen Dingen: Einheit.
In fraglichen Dingen: Freiheit.
In allen Dingen: Liebe.

AUGUSTINUS AURELIUS

In Deutschland haben sich primär das Heilfasten nach Dr. med. Otto Buchinger (1878–1966) und die Mayr-Kur nach Dr. med. Franz Xaver Mayr (1875–1965) durchgesetzt, obwohl sich auch andere Formen wie das Saftfasten, das Molkefasten und die Schrothkur bewährt haben. Alle diese Methoden sind modifizierte Varianten des totalen Fastens (Null-Diät) und federn die Stoffwechselbelastung einer totalen Nahrungskarenz ab.

Unterschieden wird zwischen dem »Heilfasten« und dem »Fasten für Gesunde«. Das »Heilfasten« ist ein ärztlich begleitetes Langzeitfasten (3–6 Wochen und länger) in einer Klinik und dient der Therapie von Krankheiten.

Das »Fasten für Gesunde« ist ein Kurzzeitfasten (5–10 Tage), das freiwillig und eigenverantwortlich zur Gesundheitsförderung zu Hause oder im Urlaub, allein oder in einer Gruppe in Begleitung eines Fastenleiters durchgeführt wird.

Gesund ist, wer sich wohl fühlt und leistungsfähig im Leben steht. Um Risiken auszuschließen, ist im Vorfeld ein Gesundheits-Check ratsam. Schwangere Frauen, stillende Mütter und Kinder dürfen nicht fasten, auch wenn sie gesund sind.

Fastenwandern, wie ich es in diesem Buch vorstelle, sollte nur von Gesunden in dieser Form betrieben werden. Kranken Menschen bietet eine Fastenklinik den angemessenen Rahmen. Wegen seines ganzheitlichen Ansatzes empfehle ich das Buchingerfasten. Körper, Geist und Seele werden beim Fastenwandern angesprochen. So eröffnen sich vielfältige Möglichkeiten, unsere Wahrnehmung und unser Erleben zu bereichern.

»Fasten für Gesunde« besteht in seiner kürzesten Ausführung aus:

1 Entlastungstag
5 Fastentagen
2 Aufbautagen.

Dies ist auch eine angemessene Dauer für eine Fastenwanderzeit und wird von den meisten gesunden Menschen erfolgreich bewältigt. Wenn Sie zum ersten Mal fasten, ist es ratsam, sich einer geführten Gruppe anzuschließen. Ein sachkundiger Fastenleiter begleitet Sie sicher durch das Fastenabenteuer. Er steht beratend zur Seite und weiß, was zu tun ist, auch bei eventuell auftretenden Unpässlichkeiten. Die Gruppe bietet zusätzliche Unterstützung, dort finden Sie Gleichgesinnte und können sich austauschen. So lassen sich die eigenen Fastenerfahrungen in ihrer Bedeutung oder ihrer Bedeutungslosigkeit realistisch einstufen. Die Gruppe vermag den Einzelnen auch emotional zu stützen und das Gemeinschaftsgefühl vermittelt Geborgenheit.

Durch wiederholtes Fasten wachsen die Erfahrung und das Wissen, wie der eigene Körper reagiert, und damit wächst auch das Vertrauen in den Körper und in die eigene Wahrnehmung. Wenn Sie mehr Erfahrungen gesammelt haben, können Sie sich auch zutrauen, ein paar Tage länger zu fasten oder alleine zu fasten. Beachten Sie, dass eine längere Fastenzeit auch eine längere Aufbauzeit (= ein Drittel der Fastenzeit) nach sich zieht. Bis zu zehn Tagen lässt sich die Fastenzeit meist ohne Probleme ausdehnen.[2] Die persönliche Fastenzeit sollten Sie jedoch jeweils individuell und situativ festlegen.

Die tägliche Fastenverpflegung nach Dr. Otto Buchinger besteht aus zwei bis drei Litern Wasser und Tee, einem Viertelliter Obst- oder Gemüsesaft, einem Viertelliter Gemüsebrühe und eventuell etwas Honig. Damit führt man etwa 200–500 kcal Kohlenhydrate sowie Vitamine und Mineralien zu. Gegebenenfalls sollte man Eiweiß in Form von Buttermilch, in Wasser aufgerührtem Quark, Mandel- oder Sojamilch zu sich nehmen.[3] Dies ist manchmal bei Erstfastern zur besseren Bewältigung des Fastenstoffwechsels angezeigt, auch bei schlanken Menschen mit wenig Fettreserven, ebenso bei älteren Menschen und beim Langzeitfasten. Auf zusätzliche Vitamine und Mineralien kann man meistens verzichten. Liegen allerdings Mangelzustände, zum Beispiel eine Magnesiumunterversorgung, vor, sollten diese ausgeglichen werden.

Die Fastenmethode nach Dr. Otto Buchinger

Zur Vorbereitung auf das Fasten beginnt man mit ein bis zwei Entlastungstagen. Gegessen wird weniger und nur noch leichte Kost, vorwiegend gekochtes oder rohes Gemüse, Salate und Obst. Als Getränke dienen Wasser und Tee. Von Genussmitteln wie Kaffee,

Wein, Bier, Schokolade und Nikotin verabschiedet man sich. Spaziergänge an der frischen Luft und ein allmählicher Rückzug aus dem Alltagsgeschehen erleichtern den Einstieg ins Fasten. Zur geistigen Einstimmung kann man sich mit entsprechender Fastenliteratur beschäftigen. Eine Literaturliste finden Sie im Anhang.

Am ersten Fastentag wird zunächst der Darm gründlich entleert. Das traditionelle Abführmittel ist Glaubersalz (Natriumsulfat). Hiervon werden 20–40 Gramm (je nach Körpergewicht und Verstopfungsneigung) in 0,5–0,75 Liter warmem Wasser aufgelöst und mit einem Spritzer Zitronensaft geschmacklich aufgepeppt. Alternativen sind Bittersalz (Magnesiumsulfat), Rizinusöl oder Einläufe. Trinken Sie die Salzlösung schluckweise innerhalb von 20 Minuten. Zwischendurch und anschließend können Sie den Salzgeschmack mit Pfefferminztee neutralisieren. Innerhalb der nächsten Stunden erfolgen dann mehrere durchfallartige Entleerungen. Halten Sie sich also in der Nähe eines WCs auf und trinken Sie nach jeder Entleerung ein Glas Wasser.

Die Pflege des Darms ist ein wichtiger Aspekt während der gesamten Fastenzeit. Ich empfehle, täglich einen Einlauf durchzuführen. Dies ist notwendig, weil die Eigenperistaltik, die sich zusammenziehende Bewegung des Darmes, durch die fehlende Füllung reduziert ist und die Ausscheidungsfunktion dadurch bei den meisten Menschen nicht mehr gegeben ist. Obwohl beim Fasten die Verdauungsaktivität herabgesetzt ist, fließen Verdauungssäfte mit Stoffwechselrückständen aus Medikamenten und Umweltgiften zur Ausscheidung in den Darm. Wenn diese nicht ausgeschieden werden, kann es zur Rückresorption über die Darmschleimhaut ins Blut kommen, was möglicherweise zu Befindlichkeitsstörungen führt. Außerdem erneuert sich auch während des Fastens die Darmschleimhaut alle drei bis sechs Tage.[4] Die obere Schicht der Schleimhautzellen stirbt ab. Die toten Zellen werden abgestoßen und zusammen mit den Nahrungsresten – die beim Fasten ja ausbleiben – ausgeschieden. Hinzu kommen die toten Darmbakterien, die ebenfalls durch eine Darmreinigung ausgeschieden werden sollten. Keine Sorge, wenn Sie wieder essen und sich an die empfohlene Aufbaukost halten, dann vermehren sich die lebensnotwendigen Bakterien wieder. Der Stuhlgang setzt sich im Alltag mengenmäßig (Trockenmasse) aus einem Drittel abgestorbener Darmbakterien, einem Drittel abgestoßener Darmschleimhautzellen und einem Drittel Nahrungsresten zusammen.[5] Beim Fasten entfällt der Nahrungsresteanteil.

Neben der Darmpflege empfiehlt es sich, während der Fastenwanderwoche alle Ausscheidungsorgane zu unterstützen. Die Durchblutung der Haut kann man mithilfe von Luftbädern, Kaltabwaschungen, Körperbürstungen, ansteigenden Fußbädern, Massagen und Saunagängen anregen. Zur Unterstützung der Leberfunktion sind Leberwickel zu empfehlen. Weiterführende Informationen zum Thema »Fasten für Gesunde« finden Sie in den Literaturempfehlungen auf S. 163.

Wandern ohne Brotzeit

Mancherlei hast du versäumet;
Statt zu handeln, hast geträumet,
Statt zu denken, hast geschwiegen
Solltest wandern, bliebest liegen.
Nein, ich habe nichts versäumet!
Wisst ihr denn, was ich geträumet?
Nun will ich zum Danke fliegen,
Nur mein Bündel bleibe liegen.

JOHANN WOLFGANG VON GOETHE

Bis vor zehntausend Jahren lebten die Menschen als Sammler und Jäger. Auf der Suche nach geeigneter Nahrung waren sie ständig auf Wanderschaft, bis die Menschen im Vorderen Orient anfingen, sich von Ackerbau und Viehzucht zu ernähren. Aus den umherziehenden Jägern und Sammlern wurden sesshafte Bauern und Hirten. Die Agrargesellschaft entwickelte sich dann zur Industriegesellschaft, die von der Dienstleistungsgesellschaft und der heutigen Informationsgesellschaft abgelöst wurde.

Im Gegensatz zu dieser rasanten kulturellen und gesellschaftlichen Entwicklung hat sich der menschliche Körper biologisch in den letzten zehntausend Jahren kaum verändert. Zwar hat die Wissenschaft etwa 700 genetische Veränderungen in diesem Zeitraum festgestellt, doch die wesentlichen Körpermerkmale und -funktionen des heutigen Menschen ähneln noch sehr denjenigen des Nomaden-Exemplars. In der Vergangenheit war der Mensch durch drastische klimatische Veränderungen wiederholt gezwungen, sich unterschiedlichsten Lebensbedingungen anzupassen. Besonders betroffen waren seine Nahrungsquellen. Als in der Eiszeit alle Pflanzen unter einer dauerhaften Schnee- und Eisdecke verschwanden, lernte der vegetarisch lebende Urmensch Fleisch zu essen. Die Fähigkeit zur Anpassung an veränderte Lebensbedingungen ist dem Menschen angeboren und sichert sein Überleben.

Die Adaptionsmechanismen, die eine solche Anpassung möglich machen, sind Genmutationen, das An- und Abschalten von Genen (Epigenetik[6]), die Selbstorganisationskräfte des biologischen Systems (Synergetik) und die Leistungssteigerung beziehungsweise -minderung einzelner Organe. Genetische Veränderungen entstehen durch Mutationen, die vielfältige Auslöser haben können. Hierbei werden Bausteine des Erbguts (DNA-Basenpaare) ausgetauscht, entfernt oder eingeschleust. Daraus ergeben sich dann neue Funktionen oder Merkmale. Ein Beispiel für eine genetische Mutation beim Menschen ist die Laktosetoleranz. Laktose (Milchzucker) aus der Nahrung kann vom Körper nur aufgenommen werden, wenn es im Darm durch das Enzym Laktase in Galaktose und Glukose (Traubenzucker) gespalten wird. Ursprünglich war der Mensch mit einer genetisch determinierten Laktosetoleranz ausgestattet. Die Milch- beziehungsweise Milchzuckerverträglichkeit war auf die Kindheitsjahre begrenzt. Der Körper stellte die Produktion des Enzyms Laktase danach ein. Durch eine genetische Mutation, die sich wahrscheinlich vor zehntausend Jahren zusammen mit der Einführung der Viehhaltung entwickelte, hat sich die Laktosetoleranz des Menschen auf die gesamte Lebenszeit ausgedehnt. Allerdings nicht bei allen Menschen. Asiaten und Afrikaner sind von dieser Mutation ausgenommen und vertragen bis heute keine Milch. Sie bekommen davon Durchfall. Mutationen können vererbt werden, sie etablieren sich, wenn sie evolutionäre Vorteile bringen, das heißt, wenn die Mutation eine bessere Anpassung an veränderte Umwelt- und Lebensbedingungen ermöglicht.

Heute sind es eher die selbst erzeugten Umwelt- und Lebensbedingungen, an die wir uns anpassen müssen. Unsere moderne Ernährung beispielsweise hat zu einer enormen Leistungssteigerung der Bauchspeicheldrüse geführt. Grund dafür ist unser gewaltig angestiegener Konsum an Kohlenhydraten, sprich Zucker- und Getreideprodukten. Pizza, Pasta, Brot, Kuchen, Kekse, Chips, Schokolade und sonstige Süßigkeiten sind alles Nahrungsmittel, die unseren Jäger-und-Sammler-Vorfahren völlig fremd waren. Erst mit dem Getreideanbau vor zehntausend Jahren kam der Mensch in den Genuss dieser Köstlichkeiten. Getreide ist heute in vielen Ländern der Welt Grundnahrungsmittel. Es besteht zu 60–70% aus verdaulicher Stärke, einem Vielfachzucker, der durch Verdauungsenzyme in Einfachzucker, Glukose, gespalten und in die Blutbahn aufgenommen wird. Zum Vergleich: Der Zuckergehalt von frischem Obst liegt im Durchschnitt bei 15%; der Zuckergehalt von Gemüse liegt bei 3%.

Wenn der Zucker aus der Nahrung über den Dünndarm ins Blut gelangt, steigt dort der Zuckerspiegel. Der Sollwert für die Zuckerkonzentration in unserem Blut liegt bei circa 1% (100 mg/dl). Steigt dieser an, dann wird das Hormon Insulin von der Bauchspeicheldrüse produziert und ins Blut abgegeben. Körperzellen, wie zum Beispiel Muskel- und Fettzellen, besitzen an ihrer Oberfläche Rezeptoren, die auf Insulin ansprechen. Dockt das Insulin an diese Rezeptoren an, schleusen die Zellen Zucker aus dem Blut in das Zellinnere. So fällt dann auch die Zuckerkonzentration im Blut wieder auf ihren Sollwert von 1%. Je mehr zuckerhaltige Nahrung gegessen wird, umso mehr Insulin produziert die Bauchspeicheldrüse.

In den letzten zweihundert Jahren stieg der Zuckerkonsum in Deutschland durchschnittlich von 0,6 Kilogramm auf 35 Kilogramm pro Person und Jahr,[7] in Österreich sogar auf 40 Kilogramm, in der Schweiz auf 42 Kilogramm. Das bedeutet, dass die Bauchspeicheldrüse allein für den Zuckerkonsum ihre Insulinproduktion um das 58–70fache steigern musste, und die Backwaren, von denen wir jeder circa 85 Kilogramm im Jahr verzehren, sind hier nicht eingerechnet. Sie erinnern sich: Getreide besteht zu 60–70% aus Zucker (verdauliche Stärke, die in Zucker gespalten wird).

Die Leistungskapazität unserer Bauchspeicheldrüse erreicht zunehmend ihre Grenze. Immer häufiger versagt sie ihren Dienst wegen Überlastung. Die Folge: Der betroffene Mensch wird zuckerkrank. Zusätzlich verschärft Bewegungsmangel die Situation. Im Gegensatz zu unserer Bauchspeicheldrüse müssen unsere Muskeln immer weniger leisten. Ihre potentielle Leistungsfähigkeit wird kaum noch voll ausgeschöpft. Sie arbeiten auf Sparflamme und benötigen nur wenig Zucker zur Energiegewinnung. Um einen hohen Blutzuckerspiegel dennoch zu senken, versucht die Bauchspeicheldrüse mit einer erhöhten Ausschüttung von Insulin die Zellen zur vermehrten Zuckeraufnahme anzuregen. Die »satten« Muskelzellen jedoch setzen daraufhin ihre Empfindlichkeit für Insulin herab und werden zunehmend insulinresistent. Ein Teufelskreis entsteht. Durch Fasten kann man einer Insulinresistenz vorbeugen; und wenn man sich anschließend auch körperlich mehr bewegt und nicht mehr Nahrung zuführt, als der Körper verbraucht, bleibt diese Schutzfunktion auch dauerhaft bestehen.

Heute haben wir es nicht mehr nötig, unseren Körper zur Nahrungssuche täglich kilometerweit durch Wald und Steppe zu bewegen.[8] Wir leben zwar bequem, aber für unseren Körper ist dieser bewegungsarme Lebensstil nicht optimal. Mediziner weisen immer deutlicher auf den Zusammenhang zwischen Bewegungsmangel und Zivilisationskrankheiten wie Diabetes, Arterienverkalkung, Herzinfarkt und Schlaganfall hin. Ein bewegungsarmer Lebensstil ist für den Homo sapiens nicht artgerecht. Artgerecht wäre es, wenn wir unser Bewegungsverhalten unseren Jäger-und-Sammler-Vorfahren wieder etwas annähern würden, unseren Körper gehen und laufen lassen. Gesund wäre ein Mindestmaß an Bewegung von 30 Minuten täglich oder zweimal in der Woche eine Stunde, durchgeführt mit der gleichen Selbstverständlichkeit wie ein Hundefreund seinen geliebten Vierbeiner täglich Gassi führt und jeder Pferdenarr seinen Wallach ausreitet. Die Tiere lieben es, sich zu bewegen. Auch im Menschen wohnt diese archaische Freude an der Bewegung, die wir an Kindern noch beobachten können.

Die Freude an der Bewegung ist relativ leicht zu wecken. Sie lässt sich anschüren. Solange noch ein Funken Leben in uns ist, bleibt auch ein Funken Bewegungsfreude in uns. Bewegungsfreude wächst durch Wiederholung. Anfangs ist, wie bei allen Neuanfängen, mit einer Durststrecke zu rechnen und der Kampf mit dem inneren Schweinehund aufzunehmen. Doch schon nach zwei Wochen, in denen man täglich flotte Spaziergänge von einer halben Stunde unternommen hat, keimt die Freude an der Bewegung wieder auf und man verspürt erneut den Drang nach körperlicher Aktivität. Das natürliche Bedürfnis, hinaus in die Natur zu gehen, am Strand zu laufen, durch Wälder zu wandern oder über Feld und Wiesen zu schlendern, ist wieder geweckt.

Die Freude ist die erfolgversprechendste Antriebsfeder eines jeden Tuns. Zwar kann uns auch die Vernunft antreiben, ebenso die Angst vor den schmerzlichen Konsequenzen des Bewegungsmangels. Doch glücklich macht nur die Freude und sie stellt sich nach dem Überwinden der anfänglichen Durststrecke von selbst ein. Sich zu bewegen wird zu einer Gewohnheit, die man nicht mehr missen mag.

Unsere Jäger-und-Sammler-Vorfahren hatte keine Wahl. Für sie galt das Diktum: keine Bewegung, keine Nahrung. Manchmal mussten sie tagelang ohne Essen durch die Gegend wandern. Verhungert sind sie dabei nicht. Ein paar Tage, sogar ein paar Wochen kamen sie auch ohne Nahrung aus.

Evolutionsbedingt: Das Überleben ohne Nahrung

Die Evolution hat den Menschen und auch einige Tiere, wie zum Beispiel Hirsche, Wölfe, Wale, Pinguine und Krokodile, mit zwei unterschiedlichen Energiegewinnungs-Programmen ausgestattet, die das Überleben mit und – zumindest für eine begrenzte Zeit – auch ohne Nahrung sichern. Die primären Brennstoffe zur Energiegewinnung im menschlichen Körper sind Zucker und Fett. Sie liefern die Energie zur Aufrechterhaltung aller Funktionsabläufe wie Körpertemperatur, Herzschlag, Gehirnaktivität, Verdauungsarbeiten und Muskelbewegungen. Das Konzept der zwei Brennstoffe finden wir zum Beispiel auch im BiFuel-Auto realisiert, das sowohl mit Gas als auch mit Benzin fahren kann und für jeden der beiden Treibstoffe einen separaten Tank hat. Für den Antrieb unseres Körpers beziehen wir die Brennstoffe Zucker und Fett aus unserer Nahrung. Essen wir mehr Zucker und Fett, als der Körper für die anstehenden Arbeiten an Energie benötigt, dann wird der überschüssige Treibstoff, also das Zuviel an Fett und Zucker, in körpereigenen »Speisekammern« zwischengelagert.

Ein Zuckerüberschuss wird zunächst in der Leber und in den Muskeln als Glykogen (ein Vielfachzucker) gespeichert. Sind diese Depots voll – und das geht recht schnell, denn sie verfügen nur über etwa 300–400 Gramm Speicherkapazität –, wandelt die Leber den überschüssigen Zucker in Fettsäuren um und exportiert sie in die Fettzellen, wo sie in Form von Neutralfetten (Triglyceriden) zusammen mit dem überschüssigen Fett aus der Nahrung gespeichert werden. Fettzellen finden wir in großer Ansammlung im Hüftbereich, an den Oberschenkeln, am Gesäß und als Bauchspeck. Auch unter der Haut haben wir Menschen eine Fettschicht, die zum Beispiel unseren tierischen Verwandten, den Schimpansen, fehlt.

Die Fastensituation

Beim Fasten ändern sich die biochemischen Abläufe des Körpers. Schon am ersten Fastentag verbraucht der Körper sämtliche Zuckerreserven in der Leber und in den Muskeln. Durch die geringe Speicherkapazität unserer Zuckerlager sind sie schnell leer. Zucker als Energielieferant steht dem Körper dann nicht mehr zur Verfügung und die Energiegewinnung aus Fett wird forciert. Das ist ein langsamer Prozess, die Umstellung dauert mehrere Tage und geht je nach Organ unterschiedlich schnell vonstatten. Am zügigsten schaltet die Muskulatur ihre Energiegewinnung von Zucker auf Fett um, insbesondere wenn sie trainiert ist. Bis die Fettverbrennung (Lipolyse) auf Hochtouren läuft, übernimmt die Glukoneogenese die Versorgung mit Zucker. Die Glukoneogenese ist ein Stoffwechselmechanismus, der aus Milchsäure, Aminosäure (Eiweiß) und Glycerin Glukose (Traubenzucker) herstellt. Dafür zuständig sind Leber und Nieren. Das Eiweiß (Aminosäuren) für die Glukoneogenese stammt aus dem Abbau verbrauchter Enzyme, Hormone und alten, funktionsuntüchtigen Zellen. Wenn dies nicht ausreicht, wird Eiweiß auch aus subkutanem Bindegewebe, der Basalmembran der Blutgefäße und aus Muskelzellen abgebaut.

Zur Energiegewinnung ist die Glukoneogenese jedoch wenig effizient, weil sie zwei Teile Eiweiß benötigt, um einen Teil Zucker herzustellen. Deshalb wird der Eiweißabbau kontinuierlich reduziert (Eiweiß-Sparmechanismus), während die Energiegewinnung aus Fett zunimmt. Dies ist den Nervenzellen jedoch nur begrenzt und den roten Blutkörperchen gar nicht möglich. Sie sind auch während der Fastenzeit auf die Versorgung mit Zucker angewiesen. Diesen Bedarf decken wir teilweise mit unserer Fastenverpflegung. Den verbleibenden Rest übernimmt die Glukoneogenese. Die Glukoneogenese springt auch im Alltag an, wenn dem Körper in der Nacht die Zuckerreserven zur Energiegewinnung für Gehirn, Nerven und Blutzellen ausgehen. Die Natur stellt einen differenzierten Abbau der Energiespeicher zur Schonung lebenswichtiger Strukturen sicher.

Anfangs liegt der Eiweißabbau beim Fasten bei circa 80–100 Gramm pro Tag. Nach zwei Fastenwochen ist er auf circa 25 Gramm pro Tag gesunken, nach drei Wochen liegt er bei circa 15 Gramm.[9] Gleichzeitig steigt die Fettverbrennung an, bis der Körper seine Energieversorgung zu etwa 95 % aus körpereigenem Fett deckt.

Abbau- und Aufbauprozesse sind für den Körper etwas ganz Normales und finden ständig statt. Dies veranschaulicht der Heilungsprozess eines gebrochenen Armes sehr eindrucksvoll. Nach einer sechswöchigen Fixierung im Gips verliert der Arm merklich an Muskelmasse. Die Muskulatur wird durch die Stilllegung abgebaut: *What you don't use, you lose.* Nach Entfernung des Gipsverbandes ist der Arm sichtbar dünner geworden und kraftlos. Durch Bewegung und Krafttraining kann man die Muskulatur aber relativ rasch wieder aufbauen. Behalten Sie körperliche Bewegung und Krafttraining deshalb auch nach dem Fastenwandern unbedingt bei.

Die Muskelmasse bei Männern entspricht etwa 40% der Gesamtkörpermasse, bei Frauen ist der Anteil der Muskelmasse nur 23%. Somit setzen die individuellen Eiweiß- und Fettreserven eines Menschen der Fastendauer Grenzen. Um dem Abbau von Muskeleiweiß beim Fasten gering zu halten, begrenzen wir die Fastenzeit auf ein bis zwei Wochen und ergänzen das Fasten mit körperlicher Aktivität. Bewährt hat sich eine Kombination aus einem sanften Ausdauertraining[10], hier das tägliche Wandern, und Krafttraining, zum Beispiel mit Eigengewichtübungen[11], zwei- bis dreimal pro Woche je 30 Minuten. Die Leistungsfähigkeit der Muskeln bleibt dann erhalten. Sinnvoll ist es, das Körpertraining nicht erst mit dem Fastenwandern zu beginnen, sondern mit einem trainierten Körper und gut funktionierenden Fettstoffwechsel ins Fasten zu gehen.

Das Wandern fördert auch die Durchblutung und erzeugt damit Körperwärme. Dies wirkt ausgleichend, da man beim Fasten leichter friert. Denn durch die ausbleibende Nahrungsaufnahme ist die Wärmeproduktion herabgesetzt. Die Mehrdurchblutung aller Organe unterstützt außerdem Ausscheidungs- und Regenerationsprozesse.

Für die Energiegewinnung hat unser Körper zwei verschiedene Stoffwechselwege zur Verfügung: einen mit Sauerstoff (aerob) und einen ohne Sauerstoff (anaerob). Zucker verbrennt mit und ohne Sauerstoff. Fett verbrennt nur mit Sauerstoff.

Die anaerobe Energiegewinnung

Ein Sauerstoffmangel ist immer dann gegeben, wenn wir bei einer körperlichen Anstrengung, zum Beispiel beim Treppensteigen, außer Atem kommen. Von diesem Sauerstoffmangel ist primär die Muskulatur betroffen, weil Herz und Hirn immer vorrangig mit Sauerstoff versorgt werden. Für die erforderliche Muskelleistung des Treppensteigens gewinnt der Muskel seine Energie aus dem Zucker dann auch ohne Sauerstoff. Allerdings mit dem Nachteil, dass der Zucker nicht komplett verbrannt werden kann, sondern dass ein Zwischenprodukt entsteht: die Milchsäure (Laktat). Die Milchsäure bleibt in den Muskelzellen und bewirkt eine schnelle Ermüdung des Muskels und damit einen schnellen Leistungsabfall. Außer Atem im fünften Stock angekommen, fühlen wir uns erschöpft. Wir benötigen dann eine Erholungspause, in der auch die Milchsäure in unseren Muskeln wieder abgebaut wird.

Die aerobe Energiegewinnung

Wenn ausreichend Sauerstoff vorhanden ist, dann werden sowohl Zucker als auch Fett für die Energiegewinnung verbrannt. Diesen

Vorgang nennt man aeroben Stoffwechsel. Der Zucker oxidiert und spaltet sich bei diesem Prozess so lange, bis keine weitere Spaltung und damit keine weitere Energiegewinnung mehr möglich ist. Es entsteht keine Milchsäure und am Ende bleiben vom Zucker neben der Energie nur Wasser und Kohlendioxid (CO_2) übrig. Diese Form der Energiegewinnung funktioniert aber nur, wenn die Leistungsanforderung an die Muskulatur so gewählt wird, dass wir nicht außer Atem kommen und somit den Muskeln ausreichend Sauerstoff zur Verfügung steht.

Die Fettverbrennung

Fett wird durch Fettspaltung (Lipolyse) aus den im Körper angelegten Depots abgebaut und findet am besten bei niedrigem Insulinspiegel statt, wie dies im nüchternen Zustand und beim Fasten der Fall ist. Die Fettverbrennung ist genauso wie die Zuckerverbrennung ein andauernder Prozess in unserem Körper. Wie viel Fett verbrannt wird, hängt von der Intensität der körperlichen Bewegung ab und vom Trainingszustand der Muskulatur. Je mehr trainierte Muskeln man hat, desto mehr Fett wird verbrannt. Das gilt auch für den Ruhezustand. Steigert man den Energieumsatz durch intensive körperliche Aktivität, dann steigert man damit auch den Fettstoffwechsel in der Erholungsphase über mehrere Stunden; ein Vorgang, den man Nachbrenneffekt nennt.

Beim Fastenwandern verlangen wir vom Körper zweierlei. Er soll sich einerseits bewegen, wofür er Energie braucht. Andererseits stehen ihm zur Energiegewinnung nur Fett, Eiweiß und geringe Mengen an Zucker als Brennstoff zur Verfügung. Um die körpereigenen Eiweißreserven zu schonen, das heißt, um zu verhindern, dass unnötig viel Zucker aus Eiweiß gewonnen wird, sondern primär Fett verbrannt wird, müssen wir während des Fastenwanderns dafür sorgen, dass wir den Körper immer im aeroben Bereich bewegen und nicht außer Atem kommen. Denn die Verbrennung von Fett funktioniert nur mit Sauerstoff. Ob wir außer Atem kommen oder nicht, hängt von unserer Kondition und vom Wandertempo ab.

Das Wandertempo

Wandern ist eine ideale Bewegungsform zur Anregung des Fastenstoffwechsels, weil die Belastungsintensität sich beim Wandern so gestalten lässt, dass der Körper immer genügend Sauerstoff erhält. Wenn wir merken, dass wir außer Atem kommen, also in eine Sauerstoffmangelsituation geraten, können wir unser Wandertempo entsprechend reduzieren. Wir gehen einfach langsamer. Besonders bergauf ist darauf zu achten. Hier sollten wir in kleinen Schritten gehen, um uns das Atmen zu erleichtern. Und auch unsere Unterhaltungen sollten wir auf später verschieben, denn auch durch Reden verbrauchen wir Sauerstoff.

Beim Fasten soll der Körper primär Fett verbrennen. Eine optimale Fettverbrennung erreichen wir aber nur, wenn ausreichend Sauerstoff vorhanden ist. Durch gleichmäßiges und tiefes Einatmen strömt der Sauerstoff reichlich in unsere Lungen und von dort in alle Zellen. Die tiefere Atmung ergibt sich von selbst beim Wandern. Die Atemfrequenz steuern wir mit dem Wandertempo. Durch zu schnelles Wandern gerät der Körper in den Bereich des energetisch ungünstigen anaeroben Stoffwechsels. Außerdem ermüdet er schneller und man verliert die Lust am Wandern. Um Überlastung und Erschöpfung zu vermeiden, ist ein moderates Wandertempo einzuhalten – ein Wohlfühltempo. Nicht zu schnell, aber auch nicht zu langsam, denn Wandern ist kein Schaufensterbummeln. In Zahlen ausgedrückt ist bei Trainierten eine Belastungsintensität von 65 % der Maximalleistung optimal, bei Untrainierten 50 % (siehe auch Abschnitt Kondition, ab S. 69). Hält man das Tempo moderat, kann man über Stunden hinweg wandern. Für die Aktivierung des Fettstoffwechsels sind das ideale Bedingungen.

Die Wanderdauer

Eine optimale Dauer für eine Fastenwander-Einheit ist immer individuell und abhängig vom Wandertempo, das durch die körperliche Fitness, die Tagesform und das Streckenprofil bestimmt wird. Bei einer durchschnittlichen Fitness und einem moderaten Tempo von 3–4 km pro Stunde kann man drei Stunden pro Tag einplanen. Bei guter Kondition sind auch fünf Stunden angemessen.

Pausen

Während des Fastenwanders sind stündliche Pausen von mindestens zehn bis fünfzehn Minuten einzuplanen und unbedingt einzuhalten. Sie dienen insbesondere dem Trinken. Durch Atmen und Schwitzen verliert der Körper Wasser, abhängig von den Witterungsverhältnissen und der persönlichen Neigung zu schwitzen. Für den geordneten Ablauf aller biochemischen Prozesse braucht der Körper einen gewissen »Wasserstandpegel«. Bereits ein Wasserverlust von 2 % senkt die Leistungsfähigkeit um 20 %. Bei Wanderungen über drei Stunden sollten Sie zwischendurch eine längere Pause von mindestens dreißig Minuten einlegen.

Trinken

Die täglich notwendige Gesamttrinkmenge beim Fasten ist ein viel diskutiertes Thema, obwohl medizinische Lehrbücher die Frage aufschlussreich beantworten. Der Wassergehalt des Körpers ist eine Konstante. Er beträgt bei einem Erwachsenen 50–66% des Körpergewichts. Die Aufrechterhaltung des Wassergehaltes ist das Ergebnis einer ausgeglichenen Wasserbilanz. Das heißt, dass die Wasserabgabe über Urin, Stuhlgang, Lungen (Atmung) und Haut (Verdunstung, Schweiß) und die Wasserzufuhr durch Trinken, Nahrung und Oxidationswasser ausgeglichen sein sollte. In der Fastensituation entfällt die Wasserzufuhr aus fester Nahrung. Die Menge an Oxidationswasser, die bei der Verbrennung (Oxidation) von Nährstoffen (Kohlenhydraten, Eiweiß und Fett) entsteht, ist beim Fasten geringer als im normalen Alltag (< 0,3 l/Tag) und kann bei der Berechnung des Wasserbedarfs vernachlässigt werden. Somit ist beim Fastenwandern der gesamte Wasserbedarf über das Trinken zu decken. Der durchschnittliche tägliche Wasserumsatz unter den klimatischen Bedingungen und Ernährungsgewohnheiten in Mitteleuropa beträgt beim Erwachsenen etwa 3–4% seines Körpergewichts. Wiegt ein Erwachsener zum Beispiel 70 kg, dann benötigt er 2,1–2,8 Liter Wasser pro Tag. Der Mindestbedarf beträgt hier 1,5 Liter Wasser pro Tag. Dieser Bedarf entspricht dem natürlichen täglichen Verlust an Wasser: 0,9 Liter Wasser verdunsten über Lunge und Haut und 0,6 Liter werden über den Urin ausgeschieden.[12]

Wie viel Flüssigkeit letztendlich erforderlich ist, bestimmen verschiedene Faktoren: Das Körpergewicht, das Maß an körperlicher Aktivität und Anstrengung und die klimatischen Verhältnisse, die sich auf die Schweißproduktion auswirken. Bei einer Bergwanderung im Sommer wird der Wasserumsatz höher ausfallen als bei einem Frühlingsspaziergang im flachen Gelände. Berücksichtigen Sie bitte auch, dass die Ausscheidung von Flüssigkeit über den Darm erhöht sein kann, wenn anstatt der Einläufe Abführmittel (Bittersalz) verwendet werden.

Erholungs- und Regenerationszeiten

Ein weiterer Vorteil einer moderaten Belastungsintensität beim Fastenwandern ist die kürzere Erholungs- und Regenerationszeit, die der Körper nach einer Wanderung benötigt. Schon nach einer ausgedehnten Nachtruhe fühlt man sich am nächsten Tag erholt.

Fasten und gleichzeitiges Wandern sind für den Köper gerade in der Kombination starke Reize, die sein biologisches Gleichgewicht (Homöostase) zunächst stören. Fasten fordert den Körper heraus. Er muss seine Körperfunktionen ohne Zuckerzufuhr aufrechterhalten. Und beim Wandern setzen wir zusätzlich noch unsere Muskeln ein – ebenfalls ohne Zuckerzufuhr. Doch der Körper passt sich nach und nach diesen Bedingungen an.

Nach dem Wandern, wenn der Körper in die Erholungsphase geht, beginnt er sämtliche Körpersysteme zu ökonomisieren. Regulationsmechanismen setzen ein, um den Kräfte- und Ressourcenaufwand zur Lebenserhaltung zu minimieren. So mobilisieren zum Beispiel Fettzellen vermehrt ihr gespeichertes Fett und verlagern es in die Blutbahn, damit die Muskelzellen es zur Energiegewinnung einbauen können. Wie lange die Erholungsphase dauern sollte, damit genügend Zeit für Regenerationsprozesse vorhanden ist und der Körper gestärkt wird, hängt primär vom individuellen Belastungsgefühl ab. Deshalb sollten Sie körperliche Warnsignale beim Wandern – Seitenstechen, Pulsrasen, Muskelkrämpfe, Schmerz, Erschöpfung – immer ernst nehmen und nicht falsch interpretieren als Zeichen Ihres »inneren Schweinehundes«, den es zu überwinden gilt. Legen Sie dann lieber eine Pause ein. Wandern Sie langsamer oder beenden Sie die Wanderung für diesen Tag.

2. Ort und Zeit für einen Fastenwander-Urlaub

Auf dem hohen Küstensande
Wandre ich im Sonnenstrahl;
Über die beglänzten Lande
Bald zum Meere, bald zum Strande

THEODOR STORM

Das Angebot an Orten, die für eine Fastenwanderzeit infrage kommen, ist groß und stellt den Fastenwanderer vor die Qual der Wahl, wenn er nicht bereits eine Vorliebe für eine bestimmte Region hat. Deutschland hat vier naturräumliche Großregionen zu bieten, die sich klimatisch und geomorphologisch unterscheiden: Die Küstenregion, das norddeutsche Tiefland, das Mittelgebirge und das Hochgebirge.

Ob Flachland oder Gebirge – entscheidend ist die Kondition des Fastenwanderers. Die Jahreszeit und das Klima zum Zeitpunkt der geplanten Fastenwanderung sind ebenfalls zu berücksichtigen. Die Nordsee und das Hochgebirge konfrontieren den Fastenwanderer mit einem Reizklima, das zunächst ein belastender Faktor sein kann. Der Körper muss sich erst daran gewöhnen, um dann später davon auch zu profitieren. Das Reizklima kommt insbesondere der Wärmeregulation, den Atemwegen, der Haut und dem Immunsystem zugute.

Klima und Klimareize

Klima und Wetter sind beim Wandern wichtige Faktoren, die auf unseren Körper wirken. Klimaelemente sind Temperatur, Feuchtigkeit, Wind, Niederschlag, Luftdruck und Luftbeschaffenheit wie Staub, Aerosole, Pollen und Geruchsstoffe. Die Atmosphäre ist die gasförmige Hülle, die die Erde umgibt. Die Zusammensetzung der Luft ist bis in etwa 90 Kilometern Höhe nahezu konstant und besteht zu 99 % aus den zwei Gasen Stickstoff (78 %) und Sauerstoff (20,9 %). Den restlichen Anteil teilen sich Edelgase, Kohlendioxid und Spurengase wie Ozon, Methan und Fluorchlorkohlenwasserstoffe (FCKW). Der Gehalt an Wasserdampf (0–4 %Vol.) in der Luft ist abhängig von der Lufttemperatur.

Klimaelemente werden für den Körper zu Reizfaktoren, wenn sie ungewohnt stark sind. Am Meer, besonders an der Nordsee, ist der stetig wehende, kühle Wind ein starker Reiz. Die Temperatur und die Luftfeuchtigkeit dagegen sind am Meer ausgeglichen, was auf den Körper schonend wirkt. Im Hochgebirge sind die klimatischen Reizfaktoren die schwankenden Temperaturen, die trockene Luft und der verminderte Sauerstoffpartialdruck. Schonfaktoren oder Heilfaktoren sind im Hochgebirge und am Meer gleichermaßen die saubere Luft und das geringe Vorkommen von Allergenen. Die UV-Strahlung ist in beiden Regionen wiederum ein Reizfaktor.

Die Klimareize addieren sich zu den ohnehin schon vorhandenen Reizfaktoren, die das Fasten und das Wandern mit sich bringen. Die Anpassungsanforderung an den Körper ist in einem Reizklima demnach maximal und verlangt vom Körper ein gesundes Maß an Reaktionsfähigkeit. Außerdem braucht die Anpassungsphase Zeit. Die ersten Tage sind deshalb langsam anzugehen. Große Müdigkeit und ein ebenso großes Schlafbedürfnis können auftreten. Das ist normal.

Kälte

Ein besonders gesundheitswirksamer Klimareiz ist Kälte. Wenn wir uns der kühlen Luft im Hochgebirge, dem frischen Wind am Meer aussetzen oder kalte Seebäder nehmen, trainieren wir unsere Wärmeregulation. Die Fähigkeit zur Wärmeregulation ist zwar angeboren, kann aber erschlaffen, ähnlich wie ein Muskel durch Bewegungsmangel mit der Zeit seine Kraft verliert. Wenn der Körper nicht regelmäßig Wind und Wetter ausgesetzt wird, verkümmert die Wärmeregulation. Der ständige Aufenthalt in konstant temperierten Wohn- und Arbeitsräumen leistet dieser ungünstigen Entwicklung Vorschub.

Wärmeregulation

Die Kernkörpertemperatur des menschlichen Körpers liegt bei 37 °C. Bei Kälte- und Wärmeeinflüssen halten Regulationsmechanismen diese Temperatur aufrecht. Die Behaglichkeitstemperatur beträgt – bei nacktem Körper und ohne Bewegung und bei einer relativen Luftfeuchtigkeit von 50 % – etwa 28 °C. Abweichungen können mit Kleidung ausgeglichen werden, so dass auch bei einer Zimmertemperatur von 23 °C noch keine Wärmeregulation erfolgen muss. Dicht unter der Hautoberfläche registriert ein Nervengeflecht aus Thermosensoren (Kaltsensoren für Temperaturen unter 36 °C; Warmsensoren für Temperaturen über 36 °C, Hitzesensoren für Temperaturen über 45 °C) die Umgebungstemperatur und leitet die Erregung zum Gehirn weiter. Von dort ausgehend wird über das vegetative Nervensystem die Körpertemperatur reguliert. Bei hohen Außentemperaturen oder körperlicher Arbeit weiten sich die kleinen Blutgefäße in der Haut, die Hautdurchblutung nimmt zu und die Schweißdrüsen in der Haut öffnen sich, damit die überschüssige Körperwärme durch Verdunstung ausgeglichen werden kann. Bei Kälte stellen sich die kleinen Blutgefäße in der Haut eng, um einen Wärmeverlust zu vermeiden. Außerdem nimmt der Mensch die Kälte bewusst wahr und zieht wärmere Kleidung an. Auch der Stoffwechsel wird durch die Aktivierung der Fettverbrennung zu vermehrter Wärmebildung angeregt. Bei untrainierter Wärmeregulation ist der Körper nicht in der Lage, die Blutgefäße in der Haut sofort eng zu stellen, wenn die Umgebungstemperatur sinkt, und der Körper verliert dadurch unnötig Wärme. Kältereize, denen man sich gezielt aussetzt, können helfen, diese Trägheit der Wärmeregulation zu normalisieren. Besonders der kühle, böige Seewind lockert die Starre der Blutgefäße.

Kältereize empfinden wir nicht an jeder Stelle des Körpers gleich. An manchen Körperteilen stehen die Kälterezeptoren dichter als an anderen. So spüren wir kalten Wind intensiver am Bauch als am Rücken. Die Kaltsensoren an Armen und Beinen sind weniger zahlreich als am Rumpf und im Gesicht. Im Nase-Mund-Hals-Dreieck sind sie ähnlich zahlreich wie am Bauch. Durch Abhärtung sinkt die Empfindlichkeit in allen Körperregionen.

Abhärtung

> *O, könnte ich Euch tief ins Gemüt schreiben,*
> *wie glücklich ein abgehärteter Mensch ist;*
> *tausend Unannehmlichkeiten, die andere quälen,*
> *kennt er gar nicht.*
>
> SEBASTIAN KNEIPP

Sich abhärten heißt widerstandsfähig und unempfindlich werden gegen alle möglichen Reize. Der Begriff der Abhärtung wird aber oft nur im Zusammenhang mit dem Nicht-anfällig-Sein für Erkältungskrankheiten gebraucht. Ein Leben in stets behaglich beheizten Wohn- und Arbeitsräumen trägt wenig zur Abhärtung bei und führt vielmehr dazu, dass wir immer mehr »verweichlichen«; mit der Folge, dass bei Kälteeinwirkungen oder Zugluft die Haut und die Schleimhäute der Atemwege zu langsam reagieren und der Körper unnötig Wärme verliert und auskühlt, was wiederum das Immunsystem schwächt und die Ausbreitung von Krankheitserregern begünstigt.

Die Abhärtung mit Kältereizen liegt gar nicht im Trend, werden doch im Zeitalter von Wellness nur die Erholung, Entspannung und das Wohlfühlen ohne Anstrengung betont. Doch das Ergebnis der täglichen Überwindung des als zunächst unangenehm empfundenen Kaltreizes kann sich sehen lassen: Ein abgehärteter Körper reagiert weder empfindlich noch überschießend auf äußere Reize. Auf einen leichten Kältereiz wird er gar nicht reagieren, auf einen starken Kältereiz prompt. Die Blutgefäße stellen sich dann sofort eng und drosseln damit die Hautdurchblutung. Die Hauttemperatur fällt dadurch sehr schnell ab, um Wärmeverluste aus dem Körperinneren zu vermeiden. Die Schleimhäute im Nasenrachenraum bleiben trotz kalter Luft jedoch warm. Der nicht abgehärtete Körper hingegen reagiert träge. Er verliert schnell Wärme und neigt zur Unterkühlung.

Sich abzuhärten ist ein Gewöhnungsprozess, bei dem der Körper einem Reiz wiederholt ausgesetzt wird, wobei der Reiz schrittweise entweder zeitlich verlängert oder intensiviert wird. Der Körper reagiert auf den Reiz zunehmend effizienter, es laufen thermoregulatorische Prozesse ab und die Reaktionsfähigkeit normalisiert sich. Im Falle eines Kaltreizes lernt der Körper die Blutgefäße in der Haut sofort eng zu stellen und Wärme zu produzieren. Das Immunsystem reagiert auf den Kaltreiz mit einer erhöhten Aktivität und Vermehrung der weißen Blutkörperchen, die von Krankheitserregern befallene Körperzellen erkennen und zerstören. Das stärkt die Abwehrkräfte.

Wichtig ist, die Dauer der Kälteeinwirkung langsam und schrittweise zu verlängern, ähnlich wie beim Muskeltraining, wobei schwache Reize unwirksam sind und zu starke Reize die Anpassungsfähigkeit bis zum Zusammenbruch überfordern können. Ideal sind mittelstarke Reize. Was ein idealer Kaltreiz zur Abhärtung ist, hängt von der Reaktionsfähigkeit des Körpers ab und der Dicke der isolierenden Fettschicht unter der Haut. Die Dicke des Unterhautfettgewebes lässt sich anhand der Hautfaltendicke ermitteln. Dazu hebt man an drei verschiedenen Körperpartien[1] eine Hautfalte an und misst die Stärke in Millimeter, addiert die drei Werte und teilt sie durch drei. Das ergibt die mittlere Hautfaltendicke. Eine normale mittlere Hautfaltendicke liegt zwischen 10 bis 20 mm.

Die Anpassungsfähigkeit auf Kaltreize und das Wärmebildungsvermögen nimmt mit dem Alter meist ab. So liegt die Kälteverträglichkeit ohne Abhärtungstraining bei 25-Jährigen bei 100 %, bei 45-Jährigen um 75 %, bei 55-Jährigen um 50 %, bei 65-Jährigen um 40 %.[2] Die Fähigkeit der Wärmeregulation ist übrigens ein Faktor, den man zur Bestimmung des biologischen Alters berücksichtigt.[3]

Das Luftbad

Wähle den Weg über die Bäche und stürze dich nicht gleich ins Meer!
Man muss durch das Leichtere zum Schwierigeren gelangen.

THOMAS VON AQUIN

Ein kühles Luftbad ist für den Fastenwanderer am Morgen nach dem Aufstehen eine herrliche Art, den Tag zu begrüßen. Am schönsten ist es am Strand. Aber auch vor dem offenen Fenster im Schlafzimmer kann man ein Luftbad nehmen. Voraussetzung ist ein warmer Körper, vor allem warme Füße. Abhängig von der Jahreszeit, der Witterung und der eigenen Konstitution legt man an der kühlen Luft von Tag zu Tag für kurze Zeit immer mehr Bekleidung ab, bis man die Kälte in Bikini oder Badehose oder nackt – am FKK-Strand – für ein paar Minuten gut aushält. Ein Badeanzug ist für dieses Abhärtungstraining weniger geeignet, weil er Brust und Bauch bedeckt, auf die der Kältereiz am intensivsten wirkt. Kurze Kälteeinwirkungen am nackten Rumpf sind effektiver als längere Kaltreize mit leichter Bekleidung. Die Dauer des Luftbades wird dann täglich erhöht. Bitte achten Sie unbedingt darauf, dass der Körper keinesfalls auskühlt. Beim ersten Anzeichen von Frösteln oder Frieren sollten Sie sich wieder anziehen.

Das Seebad

Zweihundertmal intensiver als das kühle Luftbad wirkt das kalte Bad im Meer oder in einem Gebirgssee,[4] am besten bei einer Wassertemperatur von unter 20 °C. Je kälter das Wasser, desto intensiver der Reiz. Vor dem Seebad sollte der Körper warm sein. Das Abhärtungstraining beginnt man vorsichtig und steigert die Badedauer langsam und in kleinen Schritten abhängig von der Wassertemperatur und der individuellen Konstitution.

Ein Trainingsprogramm könnte zum Beispiel wie folgt aussehen: Am ersten Tag geht man nur bis über die Knie ins Wasser; am zweiten Tag bis zum Bauchnabel, wobei man den restlichen Körper mit kaltem Wasser bespritzt. Am dritten Tag taucht man dann kurz unter. Ab dem vierten Tag nimmt man kurze Seebäder, die jeden Tag ein paar Minuten länger dauern. Sobald Sie anfangen zu frieren, beenden Sie das Bad umgehend. Eine Auskühlung oder gar Unterkühlung ist unbedingt zu vermeiden, weil dadurch das Immunsystem geschwächt wird. Wechseln Sie die nasse Badebekleidung sofort und frottieren Sie Ihren Körper. Mit zunehmender Anpassung an den Kältereiz erwärmt sich der Körper anschließend immer schneller. Bewegung wie Gymnastik, Ballspiele und Laufen unterstützen diesen Prozess.

Sonne

Ganz oben auf der Liste der Fastenwanderer steht der Wunsch, dass die Sonne bei den Wanderungen scheinen soll. Sosehr wir die Sonne auch lieben, ihre Kraft darf der Fastenwanderer nicht unterschätzen. Das gilt sowohl für ihre Wärme als auch für ihre UV-Strahlung. Beim Wandern sind wir beidem ausgesetzt. Obwohl die Sonne dem Körper und der Stimmung guttut, kann zu viel Sonneneinstrahlung auch schaden. Unmittelbare Schäden durch zu viel Sonne sind Sonnenbrand, Sonnenstich, Hitzschlag, Bindehautentzündung und Suppression des Immunsystems (Herpes). Langfristige Schäden zeigen sich in der Hautalterung, der Linsentrübung (Grauer Star) und dem Hautkrebs. Bei zu wenig Sonne jedoch wird nicht ausreichend Vitamin D in der Haut gebildet, das notwendig ist, um Kalzium aus der Nahrung in die Knochen einzuschleusen. Folge eines Vitamin-D-Mangels sind Rachitis und Osteoporose. Ultraviolette Strahlen regen auch die Durchblutung und den Stoffwechsel an, sie senken den Blutdruck und den Cholesterinspiegel. Außerdem wirkt das Sonnenlicht, das wir über die Augen aufnehmen, auf die Hypophyse (Hirnanhangsdrüse), die den Hormonhaushalt steuert. Zu wenig Licht kann besonders im Winter zu Depression führen. Das Sonnenlicht fungiert zudem als Taktgeber für biologische Rhythmen wie unseren Schlaf- und Wachrhythmus und unsere innere Uhr. Die durch UV-Strahlen erzeugte Hautbräune und Verdickung der Oberhaut erhöht den Eigenschutz vor einem Übermaß an UV-Strahlen.

Eine regelmäßige und wohldosierte Sonnenbestrahlung ist lebensnotwendig und gesundheitsfördernd. Wie viel Sonne gut ist, hängt von ihrer Strahlungskraft (insbesondere der UV-Strahlung) und dem genetisch bedingten Hauttyp ab.

Sonnenstrahlung

Die Sonne sendet ein ganzes Spektrum elektromagnetischer Wellen ins All: Röntgenstrahlen, UV-Strahlen, sichtbares Licht, Infrarotstrahlen, Mikrowellen und Radiowellen. Nur ein Teil davon kommt auf der Erdoberfläche an. Atmosphärische Bestandteile wie die Ozonschicht und Umwelt- und Wetterbedingungen wie Luftverschmutzung, Bewölkungsgrad, Sonnenstand (geographische Breite, Höhenlage, Jahreszeit, Tageszeit), Schnee oder Regen beeinflussen die Strahlungskraft, indem sie die direkte Sonnenstrahlung auf dem Weg zur Erde mehr oder weniger absorbieren, transmittieren, brechen, beugen und reflektieren. So entsteht Streustrahlung, auch diffuse Himmelsstrahlung genannt, die den Menschen im Freien aus allen Richtungen trifft. Deshalb kann es vorkommen, dass wir auch im Schatten braun werden.

UV-Strahlung

Der größte Anteil der Sonnenstrahlen, die uns auf der Erde erreichen, besteht aus sichtbarem Licht (51 %) und Infrarot-Wärme-Strahlung (43,9 %). Der kleine Rest ist überwiegend UV-Strahlung, die sich aus UV-A-, UV-B- und UV-C-Strahlen zusammensetzt. Kurzwelliges UV-C-Licht wird in der Stratosphäre komplett von Sauerstoff absorbiert, wodurch die Ozonschicht entsteht, die ihrerseits wiederum das mittelwellige UV-B-Licht größtenteils absorbiert. Nur geringe Mengen UV-B (0,4%) erreichen die Erdoberfläche, sind aber hochwirksam. Über der Antarktis, wo die Ozonschicht zeitweilig sehr dünn ist (Ozonloch), steigt die UV-B-Strahlung erheblich an. Weltweit hat die Dicke der Ozonschicht von 1968 bis 2008 um 7,7 % abgenommen mit der Folge, dass die UV-Strahlung um 9,2 % zugenommen hat.[5] Unabhängig von der Dicke der Ozonschicht dringen die langwelligen UV-A-Strahlen durch die Atmosphäre tief in unsere Haut – bis in den Bereich der Lederhaut – ein. UV-A-Strahlen verbrennen die Haut nicht und erzeugen nur eine geringe Bräune, die auch nur kurz anhält. Anders die UV-B Strahlen. Obwohl sie nur die Oberhaut (Epidermis) erreichen, können sie die Haut verbrennen. Wohldosiert sorgt UV-B-Licht für eine lang anhaltende Hautbräunung, durch Produktion des braunen Hautpigments Melanin, und für eine Verdickung der obersten Hautschicht, Hornhaut oder Lichtschwiele genannt, die uns wiederum vor UV-Strahlen schützt. Außerdem regt UV-B-Licht die Bildung von Vitamin D in der Haut an. Circa 90 % der Vitamin-D-Synthese erfolgt in der Haut. Über die Nahrung können wir nur 10 % dieses Vitamins aufnehmen.[6] Langfristig betrachtet sind sowohl UV-A-Licht als auch UV-B-Licht an der Hautalterung (Kollagenabbau) beteiligt. Haut und Augen registrieren jede UV-Strahlung, auch jene, die keinen Sonnenbrand hinterlässt.

Der Hauttyp

Die Verträglichkeit von UV-Strahlung ist von Mensch zu Mensch verschieden. Entsprechend der Reaktion auf Sonnenbestrahlung unterscheidet man bei Europäern folgende genetisch bedingten Hauttypen:

	Typ I	**Typ II**	**Typ III**	**Typ IV**
Bevölkerungsanteil in Mitteleuropa	2%	12%	78%	8%
Hautfarbe	sehr hell	hell	hellbraun	dunkelbraun
Haarfarbe	rötlich-blond	blond, hellbraun	dunkelblond, braun	dunkelbraun
Sommersprossen	viele	oft	kaum	nie
Sonnenbrandgefahr	immer	fast immer	mäßig	selten
Bräunung	kaum	mäßig	gut	stark
Eigenschutzzeit*	5–10 min	10–20 min	20–30 min	30–40 min

* Die Eigenschutzzeit beschreibt die Aufenthaltsdauer in der Sonne, bei der sich zum höchsten Sonnenstand am 21. Juni um 10 Uhr an einem sonnigen Ort in Mitteleuropa auf einer vorher noch nicht der Sonne ausgesetzten Haut noch keine Hautrötung zeigt.

Aus: Wolfgang Menger: Klimatherapie an Nord- und Ostsee, Gustav Fischer Verlag 1997, S. 115.

Es empfiehlt sich, die natürliche Eigenschutzzeit zu erhöhen, indem man bereits im Frühling mit kurzen und regelmäßigen Sonnenbädern beginnt und die Aufenthaltsdauer in der Sonne langsam steigert. So lässt sich im Laufe des Sommers die Eigenschutzzeit um das vierzigfache verlängern. Einzelne Körperpartien reagieren allerdings unterschiedlich empfindlich auf Sonnenstrahlung. Brust, Bauch und Rücken verbrennen schneller als Handrücken und Unterschenkel. Am intensivsten ist die direkte Sonnenstrahlung, wenn sie auf Körperpartien im rechten Winkel auftrifft. Beim Fastenwandern sind dies im Sommer die Scheitelregion des Kopfes, Nase, Ohren, Schultern und Fußrücken. Sonnenhut, Sonnenbrille und ein Hemd mit Ärmeln sind in dieser Jahreszeit ein Muss.

Sonnenschutz

Beim Fastenwandern sind Sonnenbrände unbedingt zu vermeiden. Da in der Regel zwischen 10 und 16 Uhr gewandert wird, ist man gerade in der Zeit der stärksten Sonneneinstrahlung unterwegs. Im Winterhalbjahr von Oktober bis März spielt der Sonnenschutz im deutschen Tiefland und Mittelgebirge kaum eine Rolle, weil die Sonne so tief steht, dass die UV-Strahlen uns kaum erreichen. Das gilt auch für den frühen Morgen und den späten Nachmittag im Sommerhalbjahr. Erst wenn die Sonne höher als 35° über dem Horizont steht, ist die UV-B-Strahlung intensiv genug, um biologisch wirksam zu werden. Am intensivsten ist die UV-Strahlung mittags zur Sommersonnenwende, wenn die Sonne senkrecht über der Erde steht.

Zu jeder Jahreszeit sind außerdem Reflexionen der UV-Strahlung zu berücksichtigen. Weißer Sand am Meer reflektiert die Strahlung bis zu 29 %, nasser Sand/Watt bis zu 9 % und leicht bewegtes Wasser bis zu 5 %. Schnee und Eis in den Bergen reflektieren die UV-Strahlung sogar zu 80–90 %. Im Hochgebirge nimmt die UV-Strahlung pro tausend Meter Höhe um 15 % zu. Wolken wiederum schwächen die UV-Strahlung ab. Entscheidend ist die Dichte der Wolkendecke. Ein vollständig bedeckter Himmel mit Regen schirmt bis zu 80 % der UV-Strahlung ab, 50 % werden durch eine mittelhohe Wolkendecke ohne Regen abgehalten. Seenebel und Seerauch lassen die gesamte die UV-Strahlung durch.

Der UV-Index

Wie stark die Sonne auf die Erde strahlt und auf unsere Haut brennt, beschreibt der UV-Index einer Region. Der UV-Index ist ein internationales Maß für die Intensität der sonnenbrandwirksamen UV-Strahlung und wird von den Wetterdiensten berechnet und veröffentlicht. Die Werte auf der nach oben offenen Skala beziehen sich auf den jeweiligen Tageshöchstwert und liegen in Deutschland zwischen 0 und 8, im alpinen Hochgebirge bis 10. In den Tropen und Subtropen erreicht der UV-Index Werte zwischen 14–16 und auf den höchsten Bergen der Welt über 17. Je höher der Wert, desto intensiver ist die UV-Strahlung.

Bei einer Person mit dem Hauttyp II mit ungebräunter Haut ist der UV-Index wie folgt zu interpretieren:

UV-Index	Belastung	Sonnenbrand	Schutzmaßnahme
1–2	niedrig	unwahrscheinlich	nicht erforderlich
3–5	mittel	nach 30 Minuten	empfehlenswert
6–7	hoch	nach 20 Minuten	erforderlich
8–10	sehr hoch	nach 10 Minuten	unbedingt erforderlich auch im Schatten
11+	extrem hoch	nach 5 Minuten	besondere Schutzmaßnahmen sind absolut erforderlich

Aus: Bundesamt für Strahlenschutz, www.bfs.de

Sonnenschutzmaßnahmen

Der wirkungsvollste und primäre Sonnenschutz ist die Vermeidung intensiver Sonnenbestrahlung, besonders im Sommerhalbjahr. Zwei Stunden vor und zwei Stunden nach dem Sonnenhöchststand sollte man sich der Sonne nicht ungeschützt aussetzen. Mit einem Rückzug in den Schatten kann man die UV-Belastung bis zu 50% reduzieren. Am Meer und im Schnee ist man auch im Schatten starker UV-Strahlung ausgesetzt, weil hier Wasser, Strand und Schnee die Strahlung stark streuen und reflektieren. Wollte man beim Fastenwandern die Mittagssonne im Sommerhalbjahr ganz meiden, müsste man die Fastenwanderungen auf die frühen Morgenstunden vor 10 Uhr und auf den Nachmittag ab 15 Uhr legen. Das ist organisatorisch zwar machbar, aber unpraktisch. Menschen mit hellen Hauttypen sei deshalb das Winterhalbjahr von September/Oktober bis März/April zum Fastenwandern empfohlen.

Der zweitwichtigste Schutz vor UV-Strahlen ist Kleidung aus lichtdichtem Stoff. Im Handel gibt es spezielle UV-Schutz-Kleidung.[7] Um die Mittagszeit empfiehlt es sich, einen Hut mit breiter Krempe zu tragen und eine UV-absorbierende Sonnenbrille aufzusetzen sowie ein locker sitzendes, langärmeliges Hemd und eine lange Hose anzuziehen. Künstliche Fasern (Polyester, Polyamid, Polyacryl) halten mehr UV-Strahlung ab als Naturfasern (Baumwolle).

Ergänzend sollte man unbedeckte Hautstellen mit einem wasserfesten Sonnenschutzpräparat eincremen beziehungsweise besprühen. Der angegebene Lichtschutzfaktor (LSF) kennzeichnet die Wirksamkeit des Sonnenschutzmittels. Multipliziert man den LSF mit der Eigenschutzzeit (siehe Tabelle auf S. 35), enthält man die maximal mögliche Aufenthaltszeit in der Mittagssonne, ohne einen Sonnenbrand zu riskieren. Der LSF bezieht sich allerdings nur auf den Schutz vor UV-B-Strahlen, die den Sonnenbrand erzeugen.

Wichtig ist aber auch ein ausreichender Schutz vor UV-A-Strahlung, der auf dem Produktetikett durch das von der EU-Kommission genormte UVA-Siegel[8] – ein Kreis, in dem die Buchstabenfolge UVA steht – angegeben ist. Das UVA-Siegel zeigt einen quantifizierten Mindestschutz für UV-A-Strahlung an, der auf einem genormten Prüfverfahren beruht und mit dem jeweiligen UV-B Lichtschutzfaktor in der Sonnencreme steigt.

Alle zwei bis drei Stunden sollte man nachcremen. Dies erhöht den Lichtschutzfaktor zwar nicht, deckt die Haut aber erneut ab, falls das Sonnenschutzmittel abgerieben oder durch Schweiß abgewaschen wurde. Außerdem sind einige Inhaltsstoffe der Sonnenschutzmittel instabil und werden nach einer bestimmten Zeit, in der man sich in der Sonne aufgehalten hat, wirkungslos. Tragen Sie Sonnenschutzmittel reichlich auf und denken Sie auch an Ohren, Nacken, Dekolleté und Ihre Fußrücken. Besonders schutzbedürftig sind die Lippen, weil sie keine Hornschicht haben und nur wenige Melaninpigmente bilden.

Sonnenschutzmittel schützen vor Sonnenbrand durch chemische und physikalische UV-Filter. Chemische UV-Filter absorbieren die UV-Strahlung, physikalische Filter aus mineralischen Mikropigmenten wie Zinkoxid und Titandioxid reflektieren, streuen und absorbieren die UV-Strahlung und sind manchmal als weißliche Cremeschicht deutlich auf der Haut sichtbar. Sonnenschutzpräparate sind nicht alle gleich gut. Einige enthalten sogar bedenkliche Substanzen.[9] Grundsätzlich sind mineralische UV-Filter besser als chemische, weil sie nicht in die Haut eindringen. Die Schutzwirkung von Sonnencremes zur Verhinderung von malignem Hautkrebs wird zurzeit in Studien kontrovers und widersprüchlich diskutiert. Wenn chemische UV-Filter in die Haut eindringen und mit UV-Strahlen in lebenden Zellen photochemisch reagieren, bilden sich Radikale, die die DNA schädigen können. Die meisten malignen Melanome (92%) entstehen durch diese indirekten DNA-Schäden, ohne dass Sonnenbrände vorausgegangen sind.

Die Wahl des Fastenwanderortes

Wohin du auch gehst,
geh mit deinem
ganzen Herzen.
KONFUZIUS

Ans Meer

Die deutschen Küsten an der Nord- und Ostsee zeichnen sich durch ihr Reizklima aus, das im Wesentlichen auf die Windverhältnisse zurückzuführen ist. Das Reizklima an der Nordsee ist intensiver als an der Ostsee, weil dort der Wind stärker und häufiger weht. Der Fastenwanderer an der Nordsee kann den Wind einerseits zum Training der Wärmeregulation, das heißt zur Abhärtung, nutzen; andererseits ist zu beachten, dass der Körper im kalten Wind auch leichter ab- und auskühlt. Eine Auskühlung führt nicht zu einer Verbesserung der Wärmeregulation, sondern verschlechtert sie.

Ausgedehnte Wälder findet der Fastenwanderer mehr an der Ostsee als an der Nordsee. Wanderungen im Wald sind eine willkommene Abwechslung zur Strandwanderung und schützen zusätzlich vor Wind und Sonne. Im Frühjahr und Sommer ist überall am Meer mit einer erhöhten UV-Strahlung zu rechnen (siehe Abschnitt zum Sonnenschutz, S. 36).

Entlastend für die Atemwege sind die hohe Luftfeuchtigkeit und die saubere Luft an der Küste. Auf den Nordseeinseln ist die Luft wegen des starken Windes fast pollenfrei, was besonders Allergikern guttut. Wer möchte, kann auch ganz dicht an der Flutkante entlang wandern. Dies ist deshalb zu empfehlen, weil man mit der Seeluft salzhaltige Meerwassertröpfchen einatmet, die der Wind vom Meer aufwirbelt und in die Luft als Gischt versprüht. Diese maritimen Aerosole wirken in den Atemwegen schleimlösend. Je stärker der Seewind bläst und je höher die Wellen schlagen, desto mehr Salzwassertröpfchen enthält die Luft, die man auf den Lippen als Salzfilm schmecken kann und die sich auch auf den Brillengläsern niederschlagen. Der Salzgehalt in der Nordsee beträgt 36 Gramm pro Liter (3,6 %). Richtung Osten nimmt der Salzgehalt immer mehr ab. Bei Rügen enthält die Ostsee nur noch 8 Gramm Salz pro Liter (0,8 %).

Ein Jodmangel, der zum Beispiel bei einer Schilddrüsenunterfunktion besteht, lässt sich durch einen Aufenthalt am Meer jedoch nicht beheben. Auch eine vorbeugende Funktion kann man einem Urlaub am Meer nicht zuschreiben. Der Jodgehalt in der Meeresluft ist dafür viel zu gering. Ausreichende Mengen Jod kann man nur über die Nahrung (Seefisch, Meeresalgen) zuführen.

Das Wandern am Strand ist leichter als in den Bergen, auch wenn man streckenweise durch dicken Sand stapft. Manchmal peitscht der Wind einem ins Gesicht, ein andermal streichelt er einem sanft über die Wangen. Und immer rauscht das Meer. Mal mehr, mal weniger – das entscheidet der Wind.

Das norddeutsche Tiefland

Ideal für Genusswanderer und für weniger Sportliche ist der flache Norden Deutschlands. In der sanften Hügellandschaft der Holsteinischen Schweiz, der Lüneburger Heide oder der Mecklenburgischen Seenplatte fällt das Wandern leicht. Wer zum ersten Mal das Fasten mit dem Wandern kombinieren möchte, ist mit diesen Regionen sehr gut beraten.

Viel Wald im Mittelgebirge

Das deutsche Mittelgebirge in Höhenlagen von 500–1500 Metern ü. NN ist weitestgehend bewaldet. Die klimatischen Bedingungen sind überwiegend schonend und entlastend für den Körper. Waldluft ist besonders staubfrei. Die Bäume filtern mit der großen Oberflächenrauigkeit der Blätter, Nadeln und Zweige den Staub aus der Luft. Im Frühjahr und Sommer bevorzugen Menschen mit

Hautkrankheiten (Neurodermitis) und Allergien (Heuschnupfen) jedoch das Meer und das Hochgebirge, weil die Luft dort noch reiner ist. Angenehm kühl ist der Wald im Sommer und dann schützt er besonders gut vor intensiver Sonneneinstrahlung.

Ob man lieber im sommergrünen Laubwald oder immergrünen Nadelwald wandert, ist Geschmackssache und eine Frage der Jahreszeit. Im Sommer duftet der Nadelwald angenehm würzig nach ätherischen Ölen von Fichte, Tanne oder Kiefer. Die Baumduftstoffe sind wohltuend für die Atemwege. Im Herbst ist das Farbenspiel der Laubwälder besonders schön und auf den mit buntem, raschelndem Laub bedeckten Wegen zu laufen, ist eine Freude.

Knapp ein Drittel der Landesfläche ist in Deutschland bewaldet. Echte Urwälder gibt es aber nicht mehr, nur noch urwaldähnliche, naturnahe Waldgebiete, die man ihrer natürlichen Entwicklung überlässt. Diese Totalreservate ohne jeglichen forstwirtschaftlichen Eingriff findet man in einigen Nationalparks, so zum Beispiel im Rheinhardswald bei Kassel. Dort im »Urwald« Sababurg, der seit 1907 unter Naturschutz steht, wachsen zweihundert bis sechshundert Jahre alte Eichen und Rotbuchen. Im Nationalpark Bayerischer Wald wurde eine urwüchsige Waldlandschaft am Höllbachspreng (51 ha) seit 1941 nicht mehr angerührt. Prächtige urwaldartige Strukturen mit alten Rotbuchenwäldern beheimatet auch der Nationalpark Hainich. Hier befindet sich der größte nicht genutzte Laubwald Deutschlands mit einer Fläche 5000 Hektar.

Ein echtes Urwaldgebiet mit etwa 500 Hektar, das seit der letzten Eiszeit keine Axt mehr gesehen hat, liegt im Wildnisgebiet Dürrenstein in Niederösterreich, wo sogar noch Braunbären leben.

Dem Himmel entgegen: Das Hochgebirge

Berge sind stille Meister
und machen schweigsame Schüler.

JOHANN WOLFGANG VON GOETHE

Über der Waldgrenze bei etwa 1500 Meter ü. NN beginnen die Höhenlagen des Hochgebirges. Der höchste Alpen-Gipfel auf deutschem Boden ist die Zugspitze mit 2962 Metern ü. NN. Doch die Alpen haben außerhalb Deutschlands auch zahlreiche Viertausender zu bieten. Der stattlichste ist der Montblanc zwischen Frankreich und Italien mit 4810 Metern.

Wanderungen im Hochgebirge verlangen vom Fastenwanderer eine sehr gute Kondition und ein hohes Maß an Trittsicherheit. Weniger anstrengend sind Wanderungen auf Hochebenen, wenn die langen Auf- und Abstiege per Seilbahn oder Auto zurückgelegt werden.

Das Klima im Hochgebirge ist wie das Meeresklima an Nord- und Ostsee ein Reizklima. Auch hier ist die Luft sehr rein. So sind zum Beispiel Hausstaubmilben ab 1600 Meter Höhe nicht mehr lebensfähig. Anders als am Meer ist die Luft im Hochgebirge jedoch trocken. Die Luftfeuchtigkeit beträgt hier nur noch etwa die Hälfte des Tieflandwertes. Dadurch wird der Haut und den Schleimhäuten der Atemwege viel Feuchtigkeit entzogen.[10] Der Fastenwanderer muss deshalb besonders im Gebirge darauf achten, ausreichend zu trinken.

Die diffuse Sonnenstrahlung (Streustrahlung) ist im Hochgebirge geringer als am Meer, die direkte UV-Strahlung nimmt jedoch pro tausend Meter Höhe um etwa 15% bis 30 % zu. Schnee und Gletschereis reflektieren die Sonne so stark, dass Bergwanderer spezielle Schneebrillen tragen müssen, damit die UV-B-Strahlen die Hornhaut des Auges nicht verbrennen (Schneeblindheit).

Die Temperatur nimmt mit der Höhenlage um 0,5 bis 1,0 °C pro hundert Meter ab. Warme Kleidung gehört also in den Rucksack, wenn der Bergwanderer sich zum Anstieg aufmacht. Auch der Luftdruck verringert sich im Hochgebirge,[11] was sich auf die Atmung negativ auswirkt, allerdings spielt das bei Gesunden erst ab einer Höhe von 2500 Metern eine Rolle. Damit der eingeatmete Sauerstoff ins Blut gelangt, bedarf es eines gewissen Luftdrucks, des sogenannten Sauerstoffpartialdrucks. Wenn dieser abnimmt, wie im Hochgebirge, hat das zur Folge, dass weniger Sauerstoff ins Blut transportiert wird und so eine Sauerstoffunterversorgung entsteht. Wir passen uns der Situation zunächst an, indem wir automatisch tiefer atmen. Die Höhenadaption wirkt wie ein Kreislauftraining und regt die Bildung der roten Blutkörperchen an. Gelingt dem Körper die Adaption an die Höhenlage nicht, wird der Wanderer höhenkrank, was meist aber erst ab einer Höhe von 3500 Metern passiert. Dann darf er keinesfalls weiter aufsteigen, sondern muss sofort in tiefere Lagen absteigen. Vom Fastenwandern ist in diesen Höhenlagen abzuraten.

Rechnen Sie bei einer durchschnittlichen Kondition für einen Aufstieg von 300 Höhenmetern etwa eine Stunde ein. Im Abstieg kann man etwa 400 Höhenmeter bewältigen. Wanderstöcke sind eine hilfreiche Unterstützung für die Knie. Am Anfang einer Bergwanderung sollten Sie etwas langsamer gehen, als Sie eigentlich könnten, damit Ihre Muskeln sich aufwärmen. Passen Sie Ihr Wandertempo dem Gelände an. Wenn es steil wird, achten Sie auf Ihre Atemfrequenz und gehen Sie langsamer. In der Ebene können Sie dann wieder flotter wandern. Vor einem steilen Anstieg sollten Sie keine Pause einlegen, weil man nach einer Ruhezeit eine gewisse Anlaufzeit braucht, um wieder seinen Schritt zu finden und das gelingt im Anstieg weniger gut. Am Ende der Wanderung geht man meist langsamer. Die Kräfte lassen nach. Das ist normal. Bleiben Sie ruhig bei diesem langsameren Tempo, damit sich die Erschöpfung in Grenzen hält.

Fastenwandern im Ausland

Fernweh und Abenteuerlust treiben auch den Fastenwanderer ins Ausland. Im Süden ist vor allem der längere Sommer verlockend, gerade wenn das Ziel mit dem Flugzeug schneller und kostengünstiger zu erreichen ist als so manches Ziel in Deutschland per Bahn oder mit dem Auto. Andererseits ist es natürlich schwer, wenn man dem Genuss der kulinarischen Köstlichkeiten des fremden Landes beim Fastenwandern entsagen muss. Ein Kompromiss zum klassischen Fasten bei Tee und Suppe wäre hier das Früchtefasten.

Jahreszeiten

Nur wer ein Auge dafür hat, sieht etwas Schönes und Gutes in jedem Wetter, er findet Schnee, brennende Sonne, Sturm und ruhiges Wetter schön, hat alle Jahreszeiten gern und ist im Grunde damit zufrieden, dass die Dinge so sind, wie sie sind.

VINCENT VAN GOGH

Fastenwandern kann man das ganze Jahr hindurch. Doch das Frühjahr als klassische Fastenzeit ist auch bei Fastenwanderern besonders beliebt. Die zunehmend höher stehende Sonne zähmt des Winters Kälte und die Natur erwacht zu neuem Leben. Mit der Blütenpracht der Sträucher und Bäume weicht jeder Winterblues. Anfangs geht man noch recht einsam auf den Wanderwegen. Doch wenn die Tage länger werden, begegnet man immer mehr Spaziergängern und Wanderern.

Im Hochsommer herrscht dann vielerorts ein buntes Treiben. Ruhe und Abgeschiedenheit sucht man nun vergeblich. Im Herbst entspannt sich die Lage wieder. Die Temperaturen sind noch moderat und die Ruhe kehrt zurück. Rotgold, ockerbraun, grüngelb leuchtend strahlt die Natur dem Fastenwanderer entgegen, wenn die Sonne schräg durch einen Laubwald fällt. Zunehmend frischt der Wind auf, Herbststürme brausen. Nun heißt es, sich warm anzuziehen! Beim Fasten friert der Körper leichter als sonst. Dennoch hat auch das Fastenwandern im kalten Winter viele Anhänger. Weil in dieser Jahreszeit kaum jemand unterwegs ist, hat man die Natur fast ganz für sich allein und findet Ruhe und Stille. Der Winter ist auch dem Sommer vorzuziehen, wenn man eine hohe Fettverbrennungsrate erreichen will. In der Kälte muss der Körper mehr Energie verbrennen, um seine Kerntemperatur zu halten. Auch ein Ausdauertraining wie das Wandern ist bei kaltem und windigem Wetter wesentlich effektiver als bei höheren Temperaturen.

In organisierten Fastenwanderungen wird meist bei jedem Wetter gewandert. Ob Regen oder Sonnenschein, Sturm oder Windstille, mit der entsprechenden Kleidung ist alles möglich. Beim Fastenwandern sollte man sich mit Windjacke, Regenhut, Regencape oder Regenhose und wasserabweisenden Schuhen ausstatten. Ein Schirm ist beim Wandern eher hinderlich. Die Hände sollten besser frei bleiben. Entsprechender Sonnenschutz empfiehlt sich je nach Jahreszeit, Tageszeit und Fastenwanderregion (siehe Abschnitt zum Sonnenschutz, S. 36).

Tabelle zu Klima und Kondition

Klima & Kondition	**Nordsee**	**Ostsee**	**Flachland**	**Mittel-gebirge**	**Hoch-gebirge**
Anforderung an die Kondition	▲–▲▲	▲–▲▲	▲	▲▲–▲▲▲	▲▲▲+
Temperatur	ausgeglichen	ausgeglichen	ausgeglichen	ausgeglichen	schwankend
Luftreinheit (allergenarm)	▲▲▲	▲	▲	▲▲	▲▲▲
Luftfeuchtigkeit	▲▲▲	▲▲▲	▲▲	▲▲	▲
Wind	▲▲▲	▲▲	▲	▲	▲▲▲
UV-Strahlung Sommer	▲▲▲	▲▲▲	▲▲	▲▲	▲▲▲
UV-Strahlung Winter	▲	▲			▲▲
Besonderheiten	maritime Aerosole	maritime Aerosole			Sauerstoff-partialdruck vermindert

Das Wohnambiente

Aus dem breiten Angebot für Fastenwandergruppen kann man ganz nach seinen Bedürfnissen und finanziellen Möglichkeiten auch die entsprechende Unterkunft wählen. Das Angebot reicht vom einfachen Jugendherbergszimmer bis zur Luxussuite in einem 5-Sterne-Wellnesshotel. Ein seriöser Fastenwander-Veranstalter wird bei der Wahl der Unterkunft die typischen Bedürfnisse der Fastenwanderer berücksichtigen, so zum Beispiel eine ruhige Lage und dass ein Gruppenraum fern von Essensgerüchen vorhanden ist.

Wenn Sie als Fastenwanderer ein besonderes Bedürfnis nach Ruhe haben, fragen Sie beim Veranstalter genau nach. Wie ruhig ist das Haus gelegen und wie sieht die Nachbarschaft aus? Ist nebenan eine Disco, ein Tennisplatz oder eine Baustelle? Handelt es sich um ein kleines oder mittelgroßes Hotel oder eine Bettenburg?

Gibt es noch andere, nicht fastende Gäste im Haus? Und wenn ja, wie viele?

Bei einer Anreise mit öffentlichen Verkehrsmitteln ist natürlich die Frage nach dem nächstgelegenen Bahnhof oder der nächsten Bushaltestelle relevant, und ob eventuell ein Abholdienst zur Verfügung steht.

Zimmer ohne TV

In einigen Fastenhäusern werden Sie keinen Fernseher auf Ihrem Zimmer finden. Manche Teilnehmer reagieren enttäuscht oder verärgert. Wenn Sie auf diese lieb gewonnene Gewohnheit Wert legen und nicht darauf verzichten wollen, fragen Sie vorher beim Veranstalter nach. Aber vielleicht mögen Sie sich einmal auf das Experiment einer fernsehlosen Woche einlassen. Diese Erfahrung öffnet Ihnen vielleicht ganz neue Gestaltungsmöglichkeiten und Perspektiven.

Beim Fastenwandern steht nämlich auch die geistige Nahrung, die wir uns täglich zuführen, auf dem Prüfstand. Welchen Wert und welche Qualität haben die TV-Sendungen, die ich mir anschaue? Könnte es sinnvoll sein, darauf ganz oder teilweise zu verzichten? Oder wählerischer damit umzugehen? Und wenn ja, weshalb und wofür? Wie möchte ich die neu gewonnene Zeit gestalten?

Studien über die Auswirkungen von Fernsehkonsum gibt es zahlreich. Manfred Spitzer, Professor für Psychiatrie an der Universität Ulm, bringt es auf die prägnante Formel: »Fernsehen macht dumm, dick und gewalttätig.«[12] Diese Aussage bezieht sich auf Kinder. Aber auch für Erwachsene sind die Folgen von zu viel Fernsehkonsum gravierend, das belegen weltweite Studien.[13] Schon ab einer Stunde Fernsehen täglich nimmt man an Gewicht zu. Ab zwei Stunden sogar signifikant – unabhängig davon, wie viel Knabberzeug man in dieser Zeit zu sich nimmt.

Auslöser sind Fernsehsendungen, die emotional anrühren oder fesseln. Die emotionale Erregung – insbesondere bei Gewaltdarstellungen und Actionfilmen – löst im Körper Stress aus, was zu einer Erhöhung des Cortisolspiegels führt. Außerdem werden durch unruhige, schnelle Schnittfolgen, flimmernde Bilder und stundenlanges Starren auf den Bildschirm unsere Augen massiv beansprucht. Unabhängig von den Programminhalten übermittelt das Auge dann Stresssignale an das Gehirn. Über die HPA-Achse (Hypothalamus-Hypophyse-Nebennierenrinde)[14] wird die Cortisolproduktion weiter gesteigert. Cortisol dient der Stressbewältigung und mobilisiert einen Eiweiß- und Fettabbau. Da diese zusätzliche Energie aber nicht gebraucht wird, wenn wir bewegungslos vor dem Fernseher sitzen, lagert der Körper sie wieder ein – und zwar als Bauchfett. Es findet also eine Umverteilung der körpereigenen Energiereserven statt. Bauchfett, auch viszerales Fettgewebe genannt, ist ein endokrin (hormonell) aktives Gewebe, das Botenstoffe ausschüttet, die zusammen mit einem chronisch hohen Cortisolspiegel zu einer Insulinresistenz und damit zu einer diabetischen Stoffwechsellage führen können.

Sinnvolle Alternativen zum Fernsehen sind Musikhören und Lesen. Ein gute Wahl beim Fastenwandern sind Bücher, die die Seele beflügeln. Bücher, in denen der Geist Nahrung findet. Oder ein Buch, das Sie schon immer mal lesen wollten.

Anreise

Bei der Anreise ist die Wegstrecke zwischen dem Heimatort und dem Zielort der Fastenwanderzeit zu bedenken. Wie lange werden Sie unterwegs sein? Was wollen und können Sie sich am Entlastungstag vor und am Aufbautag nach der Fastenwanderwoche zumuten? Wie soll die Anreise erfolgen? Mit dem eigenen Auto, einer Mitfahrgelegenheit oder mit der Bahn? Beachten Sie die Angebote der Bundesbahn: Sparpreise, Ländertickets, Schönes-Wochenende-Ticket. Fliegen ist möglicherweise eine Alternative, wenn sehr weite Strecken zu bewältigen sind.

Manche Menschen empfinden Reisen als anstrengend. Wenn Sie zu diesen Menschen gehören, dann wählen Sie am besten einen Fastenwanderort, der für Sie schnell und ohne Umstände zu erreichen ist. Wenn Sie an einen weiter entfernten Ort reisen möchten, dann können Sie die Entlastungs- und Aufbautage auch am Fastenwanderort verbringen. Bei einer Reise in eine Region mit Reizklima hätten Sie dann auch noch den zusätzlichen Vorteil, dass der Körper sich ein paar Tage akklimatisieren kann, bevor Sie ins Fastenwanderprogramm einsteigen.

3. Der Fastenwanderer

Müsset im Naturbetrachten
immer Eins wie Alles achten.
Nichts ist drinnen, nichts ist draußen,
denn was innen, das ist außen.

JOHANN WOLFGANG VON GOETHE

Die Frage, ob Fastenwandern für Sie das Richtige ist, lässt sich nicht pauschal beantworten. Am besten Sie nähern sich der Antwort zunächst rational, klären, ob gesundheitlich nichts dagegen spricht, und sammeln dann Informationen, indem Sie erfahrene Fastenwanderer befragen. Die Pioniere und viele nach ihnen haben den Weg bereits gebahnt. Zwar ersetzen diese Berichte nicht die eigene Erfahrung und das eigene Empfinden. Dennoch können Sie sich im Vorfeld individuell stimmige Rahmenbedingungen überlegen und diese entsprechend einplanen. Bei der Auswahl des passenden Fastenwanderortes, der Jahreszeit und der Anforderungen, wie Fastendauer, Wandergelände, Wanderstrecke und Schwierigkeitsgrad, ist die Einschätzung der eigenen Konstitution und Kondition maßgebend.

Die Konstitution

Die Konstitution eines Menschen beschreibt die Gesamtheit seiner genetischen Veranlagung (Genotyp) und seines Erscheinungsbildes (Phänotyp). Die Konstitution zeigt sich in seinen körperlichen, biochemischen und psychischen Merkmalen. Auch Phänomene wie das Anpassungsvermögen an Veränderungen in der Umwelt, ob man eher ein Morgenmensch oder ein Abendmensch oder eher introvertiert oder extrovertiert ist, sind Merkmale der Konstitution.

Eineiige Zwillinge haben den gleichen Genotyp, das heißt, sie sind genetisch identisch (Klone), aber nicht phänotypisch gleich. Obwohl sie sich sehr ähneln, weisen sie dennoch subtile Unterschiede im Erscheinungsbild auf. Anhand ihres DNA-Profils kann die Polizei im Falle einer Verbrechersuche eineiige Zwillinge nicht voneinander unterscheiden. Wohl aber über ihre Fingerabdrücke, die nie identisch sind. Auch die Iris eines jeden Menschen ist einzigartig. Ein weiteres Beispiel sind die Raupe und der Schmetterling, die ebenfalls identische Genome besitzen.

Die Verschiedenheit im Erscheinungsbild identischer Genmuster wird durch epigenetische[1] Regulationsmechanismen ausgelöst, die dem genetischen Code übergeordnet sind. Epigenetische Regulationsmechanismen steuern die Aktivität der Gene. Einzelne Gene oder Gensequenzen können an- und abgeschaltet werden, was dann trotz des gleichen Gencodes zu verschiedenen Ausprägungen (Exprimierungen) führt.

Der Phänotyp eines Menschen kann sich im Laufe des Lebens durch Ernährungsgewohnheiten, soziale Erfahrungen, Lebensstil und Umweltbedingungen verändern. Trotz dieser hohen Plastizität der Erscheinungsmerkmale haben Mediziner seit Hippokrates (460–370 v. Chr.) wiederholt versucht, körperliche und psychische Merkmale zu klassifizieren und zu kategorisieren, um daraus Zusammenhänge zwischen Körperbau und Charakter abzuleiten.[2] Verschiedenste Konstitutionstypologien wurden entwickelt, auch in der Absicht, Dispositionen für bestimmte Krankheiten vorherzusagen und Empfehlungen bezüglich des Lebensstils geben zu können. Ähnliche Lehren neuerer Zeit sind die Konstitutionspsychologie des Psychiaters Ernst Kretschmer (1888–1964) und die Somatotypen des Mediziners und Psychologen William Herbert Sheldon (1898–1977). Kretschmer teilte Körperbauformen in drei Grundtypen ein: Leptosome, Pykniker und Athletiker. Und er ordnete jedem Typ bestimmte Temperamentausprägungen zu. Kretschmer nahm an, dass es Zusammenhänge zwischen Körperbau und psychischen Krankheitsdispositionen gibt.[3]

Von Kretschmers Körperbautypologie beeinflusst, entwickelte William Herbert Sheldon seine Klassifikation auf der Basis der drei Keimblattgewebe des menschlichen Embryos: Ektoderm, Mesoderm und Endoderm. Die drei Keimblätter gehen aus der ersten Zelldifferenzierung des sich entwickelnden Embryos hervor. Aus ihnen entstehen dann alle Gewebe und Organe des Körpers. Aus dem Ektoderm entwickeln sich Haut, Nervensystem und Sinnesorgane; aus dem Mesoderm Bindegewebe, Muskeln, Blutgefäße und Herz; aus dem Endoderm Lunge, Leber, der Magendarmtrakt und die Bauchspeicheldrüse. Sheldon nahm an, dass das Keimblattgewebe in unterschiedlichem Ausmaß zur Körpermasse beiträgt und so den Körperbautyp bestimmt und auf Grundzüge des Charakters hinweist,[4] zum Beispiel, ob ein Mensch mehr ein »Bauchmensch« oder mehr ein »Kopfmensch« ist. Doch die Erscheinungsformen und die Kategorisierung in Begriffen, wie anatomisch, physiologisch, biochemisch, reaktiv oder kognitiv, sind derart unüberschaubar, vielfältig, variabel und veränderbar, dass die meisten Typenlehren keinen befriedigenden praktischen Nutzen brachten. Viele sind heute wissenschaftlich widerlegt und schulmedizinisch nicht mehr relevant.

Einige Konstitutionslehren werden jedoch heute immer noch angewandt. Man findet sie vornehmlich in der Alternativmedizin. In der klassischen Homöopathie wird eine umfassende Anamnese erhoben, in der die Konstitution des Patienten ermittelt und ein passendes homöopathisches Heilmittel ausgewählt wird. Wenn das Konstitutionsbild des Patienten dem »Bild eines Heilmittels« sehr ähnelt, dann wird dieses Heilmittel als sein Konstitutionsmittel angenommen und eignet sich ein Leben lang zur Behandlung seiner Krankheiten. Die homöopathischen Arzneimittelbilder entstehen durch Prüfungen an gesunden Menschen, die das homöopathische Mittel einnehmen und seine Wirkung auf allen Seinsebenen (Körper, Gemüt, Schlaf, Träume) wahrnehmen und dann beschreiben.[5]

Auch die Komplexhomöopathie setzt Konstitutionsmittel ein. Diese sind aber keine Einzelmittel wie in der klassischen Homöopathie, sondern eine Mischung verschiedener Präparate, die nach den Gesichtspunkten der klinischen Homöopathie zusammengestellt sind. Zur Bestimmung des entsprechenden Konstitutionsmittels wird neben der Anamnese und der klinischen Diagnostik auch die Irisdiagnose (Iridologie) angewandt. Die Irisdiagnose wird als

Organdispositionsdiagnose verstanden, mit der man genetisch bedingte Organschwächen und damit eine Veranlagung (Disposition) für bestimmte Krankheiten feststellen kann. Aus der Gewebestruktur der Iris und bestimmten Zeichen in der Iris leiten die Diagnostiker drei spezifische Grundkonstitutionen ab: die lymphatische, die hämatogene und die Mischkonstitution. Eine so festgestellte genetisch bedingte Veranlagung für eine bestimmte Krankheit muss jedoch nicht zwangsläufig zur konkreten Erkrankung führen, sie kann auch latent bleiben und erst in späteren Jahren oder gar nicht auftreten. Die Iridologie dient somit als Instrument in der Präventivdiagnostik.

Eine das ganze Leben umfassende Konstitutionstypologie mit typgerechten Empfehlungen zum Lebensstil, zu Verhaltensweisen und zur Ernährung findet man in der ayurvedischen Heilkunst und in der in Deutschland entwickelten *Terlusollogie.* In beiden Fällen bestimmen formgebende und gestaltende kosmische Kräfte den Konstitutionstyp. Im *Ayurveda* sind es die drei Doshas, in der *Terlusollogie* die Wirkkräfte von Sonne und Mond.

Aus der *Terlusollogie* und dem *Ayurveda* kann man als Fastenwanderer hilfreiche Empfehlungen ableiten, vor allem findet man die zur eigenen Konstitution passenden Wandergebiete, die stimmige Jahreszeit und Bekleidung sowie typgerechte Verhaltensweisen.

Terlusollogie

Die Terlusollogie entstammt ursprünglich einer Hypothese von Erich Wilk (1915–2000, Musiker). Sie basiert auf dem Polaritätsprinzip. Beispiele für dieses Naturprinzip sind Tag und Nacht, Ebbe und Flut, Yin und Yang, Wachsein und Schlafen, Einatmen und Ausatmen. Erich Wilk war ein guter Beobachter und er stellte fest, dass es zwei gegensätzliche Atemtypen gibt. Der eine atmet aktiv ein und passiv aus, der andere atmet aktiv aus und passiv ein. Ferner beobachtete er, dass diese beiden Typen auch gegensätzliche Verhaltensweisen in ihren Schlaf- und Wachgewohnheiten, Körperhaltungen, Bewegungsbedürfnissen und Essgelüsten zeigen. Wilk kam auf die Idee, dass diese polaren Verhaltensmuster mit den Wirkkräften von Sonne und Mond in Zusammenhang stehen könnten. Die Kräfte von Sonne und Mond wirken auf das Wachstum von Pflanzen und auf die Gezeiten der Meere. Warum nicht auch auf die Verhaltensmuster von Menschen?

Hierzu stellte er Berechnungen an. Da der erste Atemzug bei der Geburt erfolgt, nahm Wilk den Tag der Geburt als Bezugspunkt und berechnete die Kräfte von Sonne und Mond in Bezug zur Erde genau an diesem Tag. Die maximale Wirkkraft des Mondes, also 100 %, nahm Wilk bei Vollmond an. Bei Neumond besitzt der Mond der Theorie Wilks zufolge die geringste Kraft, hier nahm er den Wert von 1 % an.[6]

Ähnlich verfuhr er mit der Sonnenkraft. Wenn die Sonne am höchsten Punkt steht, strahlt sie am stärksten; hier setzte er einen Wert von 100 % an. Die stärkste Sonnenkraft ist demnach am nördlichen Wendekreis zur Sonnenwende am 20./21. Juni und am südlichen Wendekreis am 21./22. Dezember zu ermitteln. Die Mittagssonne steht dann jeweils senkrecht über der Erde.

Am 21./22. Dezember hat die Sonne auf der nördlichen Hemisphäre ihre geringste Kraft. Wilk nahm hier einen Wert von 1 % Sonnenkraft an. In der südlichen Hemisphäre hat die Sonne ihre geringste Kraft am 20./21. Juni.

Ausgehend vom Zeitpunkt der Geburt berechnete Wilk den Sonnen- und den Mondstand und ordnete der jeweiligen Kraft die entsprechenden Prozentsätze zu. Zum Beispiel hatten die Sonne am 15. März 1954 auf dem nördlichen Wendekreis nach Erich Wilks' Berechnung eine Kraft von 46 % und der Mond eine Kraft von 75 %. Bei dieser Konstellation mit dominierenden Mondkräften beobachtete Wilk stets eine forcierte Einatmung. Menschen, die in einer solchen Konstellation geboren wurden, ordnet Wilk dem *Einatmer*-Typ zu. Dominiert zum Zeitpunkt der Geburt die Sonnenkraft, wie zum Beispiel am 26. August 1976 mit 63 %, dann ist dieser Mensch ein *Ausatmer*-Typ. Nach Wilk wird ein Mensch entsprechend seines Atemtyps bestimmte Verhaltens- und Bewegungsmuster bevorzugen. Er wird jeweils so liegen, gehen und sitzen, dass die bevorzugte Atmungsweise unterstützt wird. Das betonte Einatmen gelingt zum Beispiel in der Rückenlage leichter, während die Bauchlage das aktive Ausatmen unterstützt. Einatmer-Babys fühlen sich wohler und gedeihen besser in Rückenlage und Ausatmer-Babys wenn sie auf dem Bauch liegen. Auf der Internetseite *www.terlusollogie.de* finden Sie einen Atemtyprechner, mit dem Sie Ihren Atemtyp ermitteln können.

Erich Wilk beobachtete weiterhin, dass entsprechend des Atemtyps einige Körperzonen mehr und andere weniger durchblutet werden. Er nannte die Bereiche Kalt- und Warmzonen und leitete dieses Phänomen von den Dehnungsimpulsen der Mondkraft und den Verengungsimpulsen der Sonnenkraft ab. Beim Einatmer sind die Kaltzonen das Gesicht, der Hals und das Becken unterhalb der Gürtellinie. Alles andere sind Warmzonen. Beim Ausatmer ist es genau umgekehrt. Gesicht, Hals und Becken sind Warmzonen. Alle anderen Bereiche sind Kaltzonen.

Warmzonen sind gut durchblutet, und man fühlt sich am wohlsten, wenn man sie warm hält. Kaltzonen sind relativ kälteunempfindlich, dürfen also der Kälte ausgesetzt werden. Vor starker Sonneneinstrahlung und Hitze sind sie jedoch zu schützen.

Einatmer und Ausatmer haben konträre Neigungen und Bedürfnisse. Während ein Einatmer nachts nicht ins Bett findet, legt der andere sich bereits mit den Hühnern schlafen. Der eine schläft bis in die Puppen; der andere ist frühmorgens schon munter. Der Einatmer hat sein Leistungshoch am Abend, der Ausatmer am Vormittag. Den einen drängt es zur Bewegung, er will nach Feierabend noch Sport treiben oder zumindest spazieren gehen; der andere verbringt seine Freizeit lieber gemütlich auf dem Sofa. Der eine will im Urlaub ans Meer fahren; der andere liebt die Berge. Der eine freut sich über eine selbstgestrickte Wollmütze und zieht sie im Winter auch gerne an; den Schal schenkt man besser dem anderen. Der eine schmiert sich die Butter dick aufs Brot; der andere steht auf Margarine. Der eine mag das Essen scharf gewürzt; den anderen kann man damit jagen. Der eine isst gern Gebratenes; den anderen ekelt es davor, er mag lieber Gekochtes.

Ein weiterer Unterschied zwischen den beiden Typen ist der Weg zur Kraft. Der Einatmer aktiviert seine Kraft durch Einatmen: Bevor er einen schweren Koffer anhebt oder ein Gewicht im Fitnessstudio stemmt, wird er instinktiv einatmen. Fordert der Trainer den Einatmer jedoch auf, vor der Kraftanstrengung zunächst auszuatmen, wird der Einatmer das Gewicht nur mit großer

Mühe stemmen können und sich dabei gar nicht wohl fühlen. Der Ausatmer dagegen wird instinktiv ausatmen, bevor er eine körperliche Leistung vollbringt.

Wilk nahm an, dass atemtypgerechte Verhaltensweisen das Wohlergehen und das Leistungsvermögen eines Menschen steigern. Die Unterstützung der jeweiligen Atmung durch atemtypgerechtes Gehen, Stehen, Sitzen und Liegen spart Energie und steigert die Effizienz. Wilk entwickelte daraufhin atemtypgerechte Körperübungen, um Fehlhaltungen abzubauen und typgerechte Körperhaltungen zu fördern. Diese erprobte er mit Erfolg. So auch im Sanatorium in Bad Pyrmont unter der Leitung von Frau Dr. Schaefer-Schulmeyer, wo Erich Wilks Körperübungen Teil des Kurprogramms wurden. Hierher kam Anfang der sechziger Jahre die Kinderärztin Charlotte Hagena (*1909) wegen einer Herzinsuffizienz zur Kur und wurde nach dem Konzept der Atemtypen von Erich Wilk behandelt. Nach drei Wochen war sie genesen. Dieses für sie unerwartete Ergebnis bestimmte dann ihren weiteren Lebensweg. Charlotte Hagena war so begeistert, dass sie Erich Wilk einlud, in ihrer Kinderarztpraxis in Timmendorfer Strand und in den drei Kinderheimen, die sie ärztlich betreute, mitzuwirken. Erich Wilk folgte der Einladung und die beiden arbeiteten von 1961-1964 sehr erfolgreich zusammen.

Gemeinsam mit ihrem Sohn Christian Hagena, ebenfalls Mediziner, begann Charlotte Hagena die Atemtypenlehre weiterzuentwickeln. Sie gaben der Methode 1993 den Namen *Terlusollogie* und begannen, sie in Kursen und Seminaren zu lehren. Terlusollogie ist eine Wortschöpfung aus dem Lateinischen *terra* für Erde, *luna* für Mond und *sol* für Sonne, *-logie* kommt aus dem Griechischen *(logos)* und bedeutet Lehre.

Die Atemtypenlehre fand schnell begeisterte Anhänger. Besonders Berufsmusiker und Sänger schätzen das Wissen um die Atemtypen. Eine typgerechte Haltung des Körpers und der Musikinstrumente verhindert eine Ermüdung, Verkrampfung und Verspannung der beteiligten Muskulatur. Auch die älteste professionelle Taijiquan-Schule in Deutschland, gegründet 1980 von Frieder Anders, bezieht das empirische Wissen der Atemtypenlehre in ihre Taiji- und Qigong-Übungen mit ein. Frieder Anders ist Taijiquan-Meister und -Lehrer der sechsten Generation in der Yang-Tradition des Großmeisters K. H. Chu.

Nach dem Modell der Terlusollogie ist jeder Mensch eindeutig entweder lunar (Einatmer) oder solar (Ausatmer) geprägt, ein Leben lang. Ob und in welchem Maße ein Mensch sich atemtypgerecht verhält, hängt von vielen äußeren und inneren Faktoren ab. Elternhaus und Schule haben großen Einfluss, da sie kindliche Vorlieben entweder unterstützen oder aber auch verbieten können. Früher zum Beispiel wurden Linkshänder in Rechtshänder umerzogen, was heute zum Glück nicht mehr der Fall ist. Auch der herrschende Zeitgeist beeinflusst das Verhalten. Die aktuell propagierte fettarme Kost ist für den Ausatmer eine Wohltat. *Lowcarb*, eine kohlehydratarme Kost, bekommt ihm überhaupt nicht. Der Einatmer hingegen ist damit bestens beraten. Anpassungsbemühungen und Gewohnheiten können die wesenseigenen Neigungen und Bedürfnisse überlagern. Verhält sich ein Mensch atemtypgerecht, steigert dies meist sein Wohlbefinden und seine Leistungsfähigkeit. Die Atemtypenlehre enthält für den Fastenwanderer hilfreiche Hinweise. Wie kann man sich typgerecht kleiden, sich typgerecht bewegen und den Fastenwanderort typgerecht auswählen?

Typgerechte Bekleidung

Wer sich typgerecht kleiden möchte, sollte auf die Kalt- und Warmzonen am eigenen Körper besonders achtgeben. Der Einatmer sollte speziell bei kalter Witterung dafür sorgen, dass er insgesamt warm angezogen ist, dass er warme Füße hat, warme Ohren und einen warmen Hinterkopf. Dicke Wollsocken, Handschuhe und eine Mütze sind zu empfehlen. Einen dicken Schal braucht er nicht, weil sein Hals und sein Gesicht Kaltzonen sind, die bei Kälte weniger empfindlich reagieren. Barfußlaufen am Strand sollte ein Einatmer nur an warmen Tagen. Gesicht, Hals und Becken sprechen gut auf kalte Waschungen an. Auch der feuchtwarme Leberwickel am Nachmittag nach der Wanderung bekommt dem Einatmer gut.

Der Ausatmer sollte darauf achten, dass er immer einen Schal mitnimmt, den er auch über das Gesicht ziehen kann. Hals und Gesicht sind bei ihm Warmzonen, die vor Kälte geschützt werden sollten, weil diese Bereiche kälteempfindlich sind und schnell auskühlen. Als Folge einer Auskühlung werden die Schleimhäute im Nasen-Rachen-Raum schlecht durchblutet und das Immunsystem geschwächt, was eine Besiedelung mit Krankheitserregern erleichtert. Auch das Becken des Ausatmers braucht Wärme, um den kälteempfindlichen Unterleib vor Auskühlung zu schützen: Eine warme Unterhose oder eine Jacke, die er über den Po ziehen kann, sind angemessen. In den Wanderpausen sollte er sich nicht auf kalte Steine setzen. Dagegen mag er das Barfußlaufen am Strand schon bei den ersten Sonnenstrahlen im Frühjahr. Kalte Güsse am Oberkörper, an den Armen und Beinen tun ihm gut.

Typgerechte Auswahl des Fastenwanderortes und des Klimas

Menschen vom Einatmer-Typ erholen sich am besten am Meer, an Flüssen und Seen. Ein feuchtwarmes Klima ist ideal, auch Gegenden mit Feuchtgebieten und Laubwald, wie zum Beispiel die Seenlandschaft in Mecklenburg, sind für den Einatmer erholsame Wandergebiete. Auch das Hochgebirge ab 1500 Metern, zum Beispiel in den Bayerischen und Allgäuer Alpen, kommt für Menschen des Einatmer-Typs infrage, ebenso die herrlichen Küsten an Nord- und Ostsee und auch die Inseln wie Sylt, Usedom und Rügen, wo man wunderbar wandern kann.

Menschen des Ausatmer-Typs vertragen ein trockenes Klima besser. Mittel- und Hochgebirge mit Höhen zwischen 500 und 2000 Metern sind besonders geeignet. Alle Mittelgebirge in Deutschland und die Voralpen sind passende Fastenwanderziele für den Ausatmer. Und die Auswahl ist groß: Der Harz, das Elbsandsteingebirge, die Rhön, der Thüringer Wald, das Fichtelgebirge, das Erzgebirge, die Fränkische Alb und der Schwarzwald, um nur einige Ziele zu nennen.

Typgerechte Körperhaltung beim Wandern

Menschen des Einatmer-Typs wandern typgerecht, wenn sie ihren Körper beim Wandern ganz leicht nach vorne neigen und den Kopf dabei leicht anheben, fersenbetont kleine Schritte machen und einen schnellen Gang bevorzugen. Die Arme schwingen locker und rhythmisch mit. Das Becken bewegt sich eher wenig. Ein passendes Wanderlied zu dieser Gangart ist: »Muss i denn muss i denn zum Städtele hinaus«[7]. Bergan gehen Einatmer lieber langsam und ruhig mit tiefer Einatmung.

Ausatmer wandern typgerecht, wenn sie mit großen, ruhigen Schritten gehen. Sie rollen den Fuß von der Ferse zum Vorderfuß ab, verlagern das Gewicht auf den Ballen und stoßen sich zum nächsten Schritt ab. Den Oberkörper halten sie eher aufrecht mit leicht gesenktem Kopf. Das Becken schwingt beim Gehen mit, während die Arme eher ruhig am Körper hängen. Dazu passt das Wanderlied »Nun ade Du mein lieb Heimatland«. Bergauf tun sich Ausatmer am leichtesten, wenn sie mit kleinen, schnellen Schritten wandern und die Ausatmung betonen.

Ich hoffe, Sie sind nicht verwirrt, wenn Sie zum Beispiel feststellen, dass Sie ein Ausatmer-Typ sein sollen, aber das Meer lieben. Vielleicht fahren Sie sogar seit Ihrer Kindheit jeden Sommer an die Küste. Keine Sorge! Bewahren Sie sich Ihre Liebe zum Meer. Versuchsweise könnten Sie Ihren Urlaub einmal im Mittelgebirge verbringen und beobachten, wie es Ihnen dort geht. Vergleichen Sie Ihr Empfinden am Meer und in den Bergen. Wo fühlen Sie sich wohler? Wo erholen Sie sich besser? Wo sind Sie leistungsfähiger?

Unser Körper ist anpassungsfähig und kann vieles kompensieren, vor allem vorübergehende Zustände. Die Toleranzfähigkeit gegenüber nicht typkonformem Verhalten lässt sich zum Beispiel an der Differenz zwischen der Sonnen- und Mondkraft ablesen. Je kleiner die Differenz, desto größer die Toleranz, und umgekehrt. In unserem Beispiel einer am 26. August 1976 geborenen Person sieht die Berechnung folgendermaßen aus: Zwischen 63% Sonnenkraft und 13% Mondkraft liegt eine große Differenz. Dieser Mensch zeigt langfristig wenig Toleranz gegenüber typunstimmigem Verhalten. Betrachten wir einen Menschen, der am 4. Juni 1963 um die Mittagszeit geboren wurde, so wies die Sonne zu diesem Zeitpunkt eine Kraft von 90% auf und der Mond eine Kraft von 81%. Dieser Mensch ist nach Erich Wilk ebenso ein Ausatmertyp wie der vorhergenannte, aber mit einer großen Toleranz gegenüber typunstimmigem Verhalten, da die Differenz zwischen Sonnenkraft und Mondkraft hier mit 9% gering ist.

Nicht immer lassen sich alle Lebensumstände typgerecht gestalten. Ein Ausatmer, der familiär oder beruflich bedingt in Dortmund auf 76 Meter ü. NN[8] wohnt, wird nicht so einfach seinen Wohnsitz nach München (518 Meter ü. NN) oder Bad Tölz (658 Meter ü. NN) verlegen können, um in Bezug auf die Höhenlage typgerecht zu leben. Die typbedingt günstige Höhenlage ist nur ein einziger Faktor unter sehr, sehr vielen Parametern, die einen Menschen beeinflussen. Ideale Zustände und Lebensumstände finden wir selten vor. Oft sind wir vielmehr im Leben aufgefordert, mit dem Gegebenen zurechtzukommen und das Beste daraus zu machen, aber auch Gelegenheiten zu nutzen, unser Verhalten und unser Leben stimmiger zu gestalten. Spielen und experimentieren Sie mit den Anregungen, die sich aus dieser Typenlehre ergeben und lassen Sie sich, egal ob Einatmer- oder Ausatmer-Typ, von Ihrem Wohlbefinden und Ihrer Vernunft gleichermaßen führen.

Der lunare Einatmer

Landschaft & Klima	feuchtwarmes Klima Meer, Küsten, Inseln, Seen, Täler Laubwald Gebirge ab 1500 m ü. NN
Körperhaltung beim Wandern	Oberkörper aufrecht, leicht nach vorn geneigt Kopf ganz leicht angehoben kleine Schritte, fersenbetont, schneller Gang Arme hängen locker und schwingen mit
Körperübungen	Lockerungsübungen zur Muskeldehnung
Bekleidung	Kaltzonen: Gesicht, Hals und Becken vertragen Kälte, Hals kann frei bleiben, Stirn und Augen mit Schirmmütze vor Sonne schützen Warmzonen: Hinterkopf und Ohren, Oberkörper, Arme und Beine warm halten mit warmen Wollsocken, Wollmütze auf Hinterkopf und Ohren

Aus: Christian Hagena: Grundlagen der Terlusollogie, Stuttgart Haug Verlag, 2005, S. 46.

Der solare Ausatmer

Landschaft & Klima	trockenes Klima, kalt oder heiß Mittel- und Hochgebirge, Hochebene 500–2000 m ü. NN Nadelwald
Körperhaltung beim Wandern	Oberkörper aufrecht ganz leicht gesenkter Kopf schreitender Gang mit großen ruhigen Schritten Becken schwingt mit Arme hängen eher ruhig am Körper
Körperübungen	Anspannungsübungen zur Muskelerwärmung
Bekleidung	Kaltzonen: Hinterkopf und Ohren, Oberkörper, Arme und Beine, leicht bekleidet mit Leinen, vor Sonne schützen, Hut oder Tuch tragen Warmzonen: Gesicht, Hals und Becken warm halten mit Schal und warmen Unterhosen

Aus: Christian Hagena: Grundlagen der Terlusollogie, Stuttgart Haug Verlag, 2005, S. 46.

Ayurveda

Ajurveda, die Wissenschaft vom Leben,[9] ist die über 3000 Jahre alte traditionelle Heilkunde Indiens. Sie ist Teil der Heiligen Schriften (Vedas) des Hinduismus und wird bis heute neben der westlichen Schulmedizin in Indien ausgeübt. In den 1980er Jahren gewann die ayurvedische Medizin durch den Begründer der transzendentalen Meditation Maharishi Mahesh Yogi (1918–2008) auch in Amerika und Europa an Bedeutung und wurde Bestandteil der Alternativmedizin. Allerdings besitzen nur wenige Ayurveda-Therapeuten im Westen eine fünfjährige Universitätsausbildung mit Staatsexamen zum Ayurveda-Arzt, wie sie in Indien und Sri Lanka für das Praktizieren der Ärzte vorausgesetzt wird. Grundlage des Ayurveda ist die Lehre der fünf Elemente; sie sind die Trägerstoffe für die Lebensenergie *prana*. Parallel finden wir in der abendländischen Elementenlehre von Aristoteles ebenfalls fünf Elemente:

Raum/Äther (entspricht *akasha* in Sanskrit)
Luft (*vayu*)
Feuer (*thejas/teja*)
Wasser (*jala/apa*)
Erde (*prithivi*).

Im Ayurveda werden die fünf Elemente als die Urbausteine in der Welt der Formen angesehen, aus denen alles Grobstoffliche besteht. Als Gestaltungselemente haben sie materielle und energetische Eigenschaften. Auch Feinstoffliches wie Gedanken, Empfindungen und Sinneswahrnehmungen werden im Ayurveda in Bezug zu den fünf Elementen gesetzt. Durch Interaktion der fünf Elemente bildet sich die Ebene der drei Doshas *(Vata, Pitta* und *Kapha*), die als Wirkprinzipien der Lebenskraft strukturelle Gegebenheiten und funktionale Prozesse (körperliche, geistige und seelische) im menschlichen Organismus beschreiben. Auf dieser Basis werden auch Wechselbeziehungen zwischen Mensch und Umwelt erklärt.

Raum + Luft = *Vata*
Feuer + Wasser = *Pitta*
Wasser + Erde = *Kapha*

Bewegungsabläufe wie die Atmung, die Blutzirkulation und die Reizweiterleitung über das Nervensystem unterliegen dem Vata-Dosha. Das Pitta-Dosha regelt die Verdauung und den Stoffwechsel. Strukturbildende Elemente wie Knochen, Muskeln, Sehnen und Fett werden vom Kapha-Dosha bestimmt. So sind zum Beispiel Blähungen ein Vata-Phänomen, Schwitzen und Erröten sind Pitta-Phänomene und die Rundungen an Po und Hüften sind ein Kapha-Phänomen.

In der Anschauung des Ayurveda wird jeder Mensch mit einer ganz individuellen Verteilung der drei Doshas geboren. Immer sind alle drei Doshas vorhanden und aktiv, aber in unterschiedlichem Ausmaß. Dieses angeborene Profil der individuellen Gewichtung der Doshas wird *Prakriti* genannt. Die deutschen Begriffe Konstitution und Naturell kommen der Prakriti nahe. Entsprechend dem individuellen Mischungsverhältnis der Doshas ist der Mensch dann mehr oder weniger mit den jeweiligen dosha-typischen Körpermerkmalen und Wesenseigenarten ausgestattet.

Aus den drei Grundtypen Vata, Pitta und Kapha ergeben sich insgesamt zehn verschiedene Konstitutionstypen, je nach dominierendem Dosha. Es können auch zwei Doshas dominieren, wobei meist eines führend ist. Ebenso können alle drei Doshas in einem ausgeglichenen Verhältnis zueinander stehen.

Vata	Vata-Pitta	Vata-Kapha	Vata-Pitta-Kapha
Pitta	Pitta-Vata	Pitta-Kapha	
Kapha	Kapha-Pitta	Kapha-Vata	

Die Prakriti bestimmt zeitlebens den Grundton körperlicher, seelischer und geistiger Merkmale. Ziel des Ayurveda ist es, das angeborene Kräfteverhältnis der Doshas gleich einem Sollwert mit dem persönlichen Lebensstil in Einklang zu bringen und aufrechtzuerhalten. Die ständige Anpassung des eigenen Tuns und Lassens an die Prakriti wird als wesentliche Voraussetzung für Gesundheit und Wohlergehen angesehen. Es geht darum, optimale Bedingungen zu schaffen, damit die Köper-Geist-Seele-Einheit aus sich selbst heraus gedeiht.

Lebewesen gedeihen nur unter ganz bestimmten, ihrem Wesen gemäßen Bedingungen. Ein Löwe käme nicht auf die Idee, Vegetarier zu werden, und eine Giraffe wird kein Fleischfresser. Eisbären wandern nicht in die Wüste aus und Wüstenmäuse nicht nach Patagonien. Wild lebende Tiere verfügen über einen Instinkt und verhalten sich stets entsprechend ihres Naturells. Der Mensch jedoch kann sich durchaus entgegen seines Naturells verhalten, ob aus Unwissenheit, aufgrund von ungünstigen Verhältnissen, tatsächlichen oder vermeintlichen Zwängen oder aus einer bewussten Entscheidung heraus. Allerdings nicht ohne Konsequenzen. Denn auch sein Leben unterliegt den Gesetzen der Natur.

Nach dem Konzept des Ayurveda führt ein Lebensstil, der dem eigenen Naturell angepasst ist, zu einem stressfreieren und gesünderen Leben. Im Ayurveda ist Krankheit das Ergebnis einer Abweichung vom Sollwert der Prakriti, woraus sich eine Dysbalance der Doshas ergibt.

Das System des Ayurveda umfasst zur Aufrechterhaltung und Wiederherstellung von Gesundheit zwei Ebenen. Zunächst bietet der Ayurveda dem Laien einen Leitfaden zur Gesundheitsvorsorge im Sinne einer täglichen, eigenverantwortlichen Selbstfürsorge. Diese ist auf die jeweilige Prakriti, den individuellen Sollwert der Dosha-Verteilung, abgestimmt und beinhaltet allgemeine Richtlinien zur Lebensführung, Tagesroutine, Ernährung, Körperübungen und Verhalten. Versagen diese Alltagsmaßnahmen, aus welchem Grund auch immer, und der Mensch wird krank, greift die zweite Ebene. Der Ayurveda-Arzt kommt zum Einsatz, diagnostiziert die Dysbalance der Doshas und leitet entsprechende Therapien ein, um das persönliche Gleichgewicht der Doshas wiederherzustellen.

Obwohl die Leitlinien und Therapien des Ayurveda primär körperorientiert sind, betrachtet der Ayurveda den Menschen ganzheitlich als eine Körper-Geist-Seele-Einheit. Als Teil der Heiligen Schriften (Vedas) des Hinduismus ist der Ayurveda auch in die Weltanschauung des Hinduismus eingebettet und hat traditionell einen Gottesbezug. Zur Heilung bedarf es den Glauben an eine höhere Macht; eine Macht, die größer ist als der Mensch. Diese höhere Macht, die im Hinduismus viele Namen trägt, wird im Ayurveda als die Quelle des Lebens und der Schöpfung anerkannt. Ein nach dem Ayurveda ausgerichteter Lebensstil ist immer auch mit spirituellen Praktiken wie Meditation und Kontemplation verbunden.

Unwohlsein und Krankheit gehen oft mit einer Schieflage der mental-emotionalen Haltung einher, die nicht allein mit einer körperorientierten Therapie behandelt werden kann. Der Heilungsansatz bezieht sich dann auch auf die spirituelle beziehungsweise psychische Seinsebene. Die Prakriti eines Menschen wird über eine spezielle Pulsdiagnose durch den Ayurveda-Arzt festgestellt. Die Pulsdiagnose gibt gleichzeitig auch Auskunft darüber, ob die Doshas sich im angeborenen Gleichgewicht befinden oder nicht. Einen ersten Hinweis zur eigenen Ayurveda-Konstitution erhält man durch die Beantwortung entsprechender Fragebögen, die Sie in Büchern über Ayurveda und im Internet finden (siehe Literaturliste im Anhang). Jedoch hat man meistens keine ungefärbte Selbst-

wahrnehmung und kann zwischen Prakriti und Vikriti – ein durch falsche Gewohnheiten oder Anpassung verzerrtes Bild der tatsächlichen Veranlagung – oft nicht unterscheiden.
Die drei Doshas haben Grundeigenschaften, die sich teilweise überschneiden:

Vata	Pitta	Kapha
kalt trocken, rau leicht, fein beweglich schnell salzig	heiß feucht flüssig leicht scharf sauer	kalt weich, glatt, ölig schwer beständig langsam süß

Aus den Grundeigenschaften der Doshas leiten sich die physischen und psychischen Merkmale des jeweiligen Typs ab. Einige dieser typischen Merkmale sind in der folgenden Tabelle aufgeführt.

	VATA	PITTA	KAPHA
Körpermerkmale	schlanker, feingliedriger bis drahtiger Körperbau; trockene, raue, kalte, frühzeitig faltige Haut; trockene, dünne Haare; Körpergewicht schwankt, nimmt bei Stress ab; schwitzt wenig	muskulöser, athletischer Körperbau; markante Gesichtszüge; warme, feuchte, ölige, rosa bis rötliche Haut, Muttermale, Sommersprossen; feines, blondes bis rötliches Haar, frühzeitig ergraut oder kahl; Körpergewicht relativ konstant; schwitzt leicht und viel	kräftiger, ausgeprägter Körperbau; runde weiche Gesichtszüge; blasse, fettige, dicke, glatte, weiche Haut; dickes, festes, volles, dunkles Haar, ergraut spät; nimmt leicht an Gewicht zu und schwer ab; schwitzt mäßig
Verhaltensmerkmale	sehr beweglich, flexibel, mobil; wechselhafter Appetit, vergisst zu essen, wenn abgelenkt; mag warmes Essen, süß, sauer, salzig; wählerisch bis mäkelig beim Essen; wenig Durst; leichter Schlaf, oft unterbrochen, Einschlafschwierigkeiten, Aufstehen fällt leicht	unternehmungslustig, viel Schaffenskraft, ordentlich bis perfektionistisch; guter Appetit, lässt keine Mahlzeit aus, kann immer essen; mag Rohkost und frisches Obst, bitter und süß im Geschmack; viel Durst; kann schnell Einschlafen, schläft tief und eher kurz	ruhig bis träge, ortsverbunden; ausgeglichener Appetit, kann gut eine Mahlzeit auslassen, Fasten fällt leicht; isst gerne – der Gourmet, mag scharf und bitter; mäßiger Durst; schläft tief und fest und gerne lang, Aufstehen fällt schwer

Emotionale und mentale Merkmale	aufgeschlossen, begeisterungsfähig, phantasievoll, heiter, ein klarer, wacher, aber auch ruheloser Geist; schnelle Auffassungsgabe, oft unentschlossen, unentschieden; lernt schnell, vergisst aber auch schnell, gutes Kurzzeitgedächtnis; mag weder Wind noch kaltes Wetter; Stressverhalten: nervös, ängstlich, besorgt, schnell erschöpft	dynamisch, mutig, selbstsicher; kämpferisches, anpackendes Wesen; im Denken rational, kritisch, analytisch, entscheidungsfreudig; gutes Kurz- und Langzeitgedächtnis; arbeitet zielorientiert, durchsetzungsstark; mag kein heißes und schwüles Wetter; Stressverhalten: gereizt, verärgert, ungeduldig, aggressiv, feindselig, arbeitswütig	ruhig, friedlich, geduldig, tolerant, langsam; Gewohnheitsmensch; bodenständig, langsam im Denken, abwägend, Entscheidungsfindung braucht Zeit; lernt langsam, gutes Langzeitgedächtnis, arbeitet ausdauernd und systematisch, ist nicht leicht aus der Ruhe zu bringen; mag kein kaltes, feuchtes Wetter; Stressverhalten: stur, störrisch, lethargisch, festhalten am Status quo und Überholten, aufschieben
Sinnliche Wahrnehmung	feiner Tast- und Hörsinn	viel Sinn für Schönheit	ausgeprägter Geschmack- und Geruchssinn

Was bringt die Doshas aus dem Lot? Eine Dosha-Störung wird primär als Folge eines Dosha-Überschusses angesehen. Somit wird Gesundung duch eine Lebensführung erreicht, in der man Dosha-Überschuss vermeidet. Die entsprechende Therapie zielt auf die Beruhigung der Doshas. Ein Dosha-Übermaß erzeugt emotionalen und mentalen Stress im Körper, wobei jeder Dosha-Typ seine typische »Stressbrille« trägt und Reize unterschiedlich interpretiert und verarbeitet.

- Für den Vata-Typ sind Wind und Kälte, Lärm und Zeitdruck Stressquellen und er reagiert darauf nervös, angespannt und hektisch.
- Der Pitta-Typ empfindet schwüle Hitze als belastend. Auch sein überbordender Perfektionsdrang und sein Leistungsstreben können in Stress ausarten. Dann reagiert er ungeduldig, aggressiv und feindselig.

- Der Kapha-Typ ist relativ resistent gegen Stress. Er hat eine hohe Frustrationstoleranz und lässt sich nur selten aus der Ruhe bringen. Bei ihm entwickeln sich eventuelle Störungen nur langsam über die Jahre. Wegen seiner Neigung zur Trägheit und übermäßigem Essen hat er oft Übergewicht. Seine Eigenschaften, Probleme aufzuschieben, notwendige Veränderungen störrisch abzuwehren und an Überholtem festzuhalten, bringen sein Kapha-Dosha langfristig aus dem Lot.

Wie hält man die Doshas im Gleichgewicht? Ayurvedische Empfehlungen zur Lebensführung gehen vom dominanten Dosha aus. Meist sind dies Maßnahmen, die verhindern, dass die Energie dieses Dashas, die durch seine Dominanz ohnehin hoch ist, noch höher schießt. Es soll alles vermieden und unterlassen werden, was das dominante Dosha aus dem Ruder laufen lässt. Das Gleichgewicht wird durch das Prinzip des Gegensätzlichen erreicht. Dem kalten Vata-Dosha führt man Wärme zu. Das heiße Pitta-Dosha wird gekühlt. Das träge Kapha-Dosha bringt man auf Trapp.

Auf das Fastenwandern lassen sich einige der ayurvedischen Verhaltensregeln wie folgt übertragen:

- Da der Vata-Typ leicht friert, oft kalte Hände und Füße hat, wählt er am besten zum Fastenwandern eine warme Jahreszeit. Bei kalter Witterung muss er sich warm anziehen. Allgemein sind nur warme Getränke angeraten, keine kalten. Heißes Ingwerwasser als Fastengetränk wird empfohlen, ebenso heiße Fastensuppen. Die Fastendauer sollte kurz sein, maximal fünf Tage. Fasten erhöht das Vata-Dosha und längeres Fasten bringt es aus dem Gleichgewicht. Die Fastensuppen für den Vata-Typ dürfen etwas dicker sein. Die reine Brühe empfiehlt sich eher für den Kapha-Typ. Auch das Saftfasten ist eine für den Vata-Typ bekömmliche Fastenmethode. Auf ein Nullfasten verzichtet der Vata-Typ besser. Auch sollte er unbedingt auf auf eine ausreichende Flüssigkeitszufuhr achten, weil sich die Vata-Eigenschaft »trocken« überall im Körper manifestiert, zum Beispiel im Knacken der Gelenke. Die trockene Haut sollte gut gepflegt werden mit feuchten und fetthaltigen Cremes (Öl, Bodybutter). Auch Ölmassagen und eine feuchte Sauna wirken der Trockenheit entgegen. Ein strukturierter Tag, ruhig und ohne Hektik, abseits von Lärm und Rummel mit der Möglichkeit zum kreativen Gestalten sind ideale Bedingungen. Stille-Zeiten und Stille-Übungen unterstützen das Ausbalancieren des Vata-Doshas sehr. Jede Art von Überstimulierung und Reizüberflutung ist zu vermeiden. Gerade der Vata-Typ profitiert sehr davon, den Fernseher während der Fastenzeit ausgeschaltet zu lassen. Beruhigende Musik dagegen ist Balsam für seine Nerven. Freude hat er an den Klängen der Natur. Vogelgezwitscher, das Rauschen des Meeres, aber auch die Stille der Natur sind sehr gesunde Sinnesnahrung. Beim Wandern sollte der Vata-Typ darauf achten, dass er sich nicht erschöpft. Eine kurze Anreise zum Fastenwanderziel ist besser als eine lange. Insbesondere lange Flugreisen quer über den Globus stören das Vata-Dosha empfindlich.

- Menschen des Pitta-Typs frieren kaum. Sie laufen noch kurzärmelig herum, während die »Vatas« sich schon längst eine Jacke übergezogen haben. Der Pitta-Typ sollte alles Heiße meiden, denn Hitze verstärkt das Pitta-Dosha. Der Winter ist demnach für den Pitta-Typ eine ideale Jahreszeit zum Fasten. Auch das Frühjahr und der Herbst eignen sich. Von allen Klimabedingungen erträgt der Pitta-Typ tropische Hitze am wenigsten. Die Temperatur im Schlafzimmer darf kühl sein. Fastengetränke sollten warm bis kühl getrunken werden, aber nicht eiskalt und auf keinen Fall heiß. Ebenso sind heiße und scharfe Fastensuppen zu meiden. Auch saure und säuerliche Getränke bekommen dem Pitta-Typ nicht. So bevorzugt er stilles Wasser vor kohlensäurehaltigem und Apfelsaft oder Traubensaft vor Zitronensaft. Pittas schwitzen leicht und sollten darauf achten, ausreichend zu trinken. Auf heiße Bäder und die Sauna verzichtet der Pitta-Typ besser. Die Fastendauer sollte keinesfalls länger als sieben Tage sein. Obwohl der Pitta-Typ meist eine gute Kondition mitbringt, sollte er beim Fastenwandern seine Neigung zu Höchstleistungen bremsen. Mäßigung seines starken inneren Antriebs ist der Schlüssel zum Ausbalancieren des Pitta-Typs. Eine Tagesroutine, die Aktivität und Ruhe in einem ausgewogenen Wechsel bietet, wirkt auf den Pitta-Typ ausgleichend. Der Pitta-Typ lebt mit seinen Augen, sie sind für ihn die wichtigsten Sinnesorgane. Auch beim Essen sind seine Augen immer beteiligt ebenso beim Fasten. Immer offen für die Schönheit aller Dinge entzückt ihn ein Sonnenuntergang ebenso wie ein hübsches Gesicht. Schöne Landschaften und ein Sternenhimmel sind Nahrung für seine Seele. Und Lachen!

- Dem Kapha-Typ fällt das Fasten von allen drei Typen am leichtesten. Sein schwerer und kräftiger Körperbau erlaubt ihm auch ein längeres Fasten über die allgemein empfohlene Fastenwoche hinaus. Das Fastenwandern kommt seiner Neigung zur Trägheit und Bewegungsfaulheit besonders entgegen. Der Kapha-Typ hat nämlich, wenn er sich dann doch aufgerafft hat, eine ausdauernde Kondition und Freude an ausgedehnten Wanderungen. Warme Jahreszeiten liegen ihm mehr als kalte. Vor allem feuchte Kälte macht ihm zu schaffen. So wäre ein regnerischer November ein ungünstiger Zeitpunkt für eine Fastenwoche. Auch neblig-kaltes Küstenwetter ist nicht zu empfehlen, wobei Wind ihm gar nichts ausmacht. Eine steife Brise an einem lauen Sommertag und die würzige Meeresluft lassen sein Herz höher schlagen. Auch eine Bergwanderung scheut er nicht. Der Kapha-Typ ist sehr ansprechbar für Düfte. Erdig duftender Waldboden oder auch der süße Duft von Rapsfeldern sind für ihn ein Genuss. Der Kapha-Typ braucht Anregung, um das Kapha-Dosha auszubremsen und nicht in Stagnation zu verfallen. Warme Fastengetränke sind zu empfehlen, auch Ingwerwasser eignet sich. Schmackhafte Fastenbrühen und das Lutschen von Anis- oder Fenchelsamen zwischendurch kommen seinem Bedürfnis nach einem angenehmen Geschmack entgegen. Ganzkörper-Trockenmassagen mit Rohseide-Handschuhen oder mit einem Luffaschwamm regen seinen Kreislauf an.

Kondition

Wer langsam und besonnen geht,
doch oft zuerst am Ziele steht.

JIDDISCHES SPRICHWORT

Die individuelle körperliche Fitness und der Trainingszustand bestimmen beim Fastenwandern das Wandertempo und die Wanderdauer. Ziel ist, einen gesunden Reiz zu setzen und Erschöpfungszustände zu vermeiden.

Orientierungshilfen zum Wandertempo und zur Wanderdauer

Um die für unseren Körper optimale Wandergeschwindigkeit und Wanderdauer herauszufinden, können wir uns subjektiver und objektiver Orientierungshilfen bedienen. Wenn man es ganz genau nimmt, müssten je nach Trainingszustand, Streckenprofil und Tagesform das optimale Wandertempo und die Wanderdauer täglich neu berechnet oder erfühlt und gewählt werden. In der Praxis zeigt sich, dass die meisten Menschen unserer Leistungsgesellschaft dazu neigen, sich zu hohe Ziele zu setzen und deshalb zu schnell gehen. Als Folge des zu schnellen Wanderns geraten sie in den Bereich des energetisch ungünstigen anaeroben Stoffwechsels und sind schnell erschöpft. Weil sie so sehr schnell ermüden, verlieren sie die Lust am Wandern. Um das zu vermeiden, ist ein Kontrollinstrument hilfreich.

Das subjektive Belastungsempfinden

Eine subjektive Aussage über unseren Leistungseinsatz erhalten wir durch unser Belastungsempfinden während und nach dem Wandern. War es leicht wie ein Spaziergang? War es anstrengend, aber trotzdem angenehm? Fühlen wir uns total ausgepowert?

Einen Gradmesser zur Ermittlung der subjektiven Anstrengung liefert die Borg-Skala, eine Erfindung des schwedischen Psychologen Gunnar Borg. Physiologische Zustände des Körpers gehen einher mit entsprechenden Gefühlen. Wenn wir uns bewegen, korreliert der Leistungseinsatz des Körpers mit einem Gefühl von Anstrengung. Borg wählte die Skalenwerte 6–20, weil er annahm, dass diese Werte mit zehn multipliziert in etwa die Herzfrequenz des jeweiligen Anstrengungsempfindens widerspiegeln. Dies hat sich nicht bestätigt. Die Borg'schen Anstrengungsgrade sind jedoch sehr hilfreich, wenn wir einschätzen möchten, wie stark wir unseren Körper belasten.

Skalenwert	**Anstrengungsgrad**
6 7 8	absolut keine Anstrengung extrem leicht
9 10	sehr leicht
11 12	leicht
13	etwas schwer
14 15	 schwer
16 17	 sehr schwer
18 19	 extrem schwer
20	größtmögliche Anstrengung *maximum all-out*

Quelle: Gunnar Borg: Borg's Perceived Exertion and Pain Scales, Human Kinetics Pub Inc (1998), S. 42.

Mit zunehmender Erfahrung können wir den Grad unserer Anstrengung immer zuverlässiger bestimmen. Die Signale des Körpers lernen wir immer besser verstehen. Das mittelfristige Ziel besteht darin, den optimalen Leistungsbereich herauszufühlen und sich kontinuierlich und möglichst über die gesamte Wanderung in diesem Bereich zu bewegen. Für das Fastenwandern liegt der optimale Leistungsbereich im Borg'schen Skalenfeld zwischen den Werten 11–12 und die Belastung sollten wir als mäßig leicht empfinden.

Herzfrequenzmessung

Ist man in seinem Belastungsempfinden unsicher und will es lieber ganz genau wissen, liefert die Herzfrequenzmessung, auch Pulsfrequenzmessung genannt, eine objektive Orientierung. Das entsprechende Gerät dazu besteht aus einem Gurt, in dem die Technik zur EKG-genauen Messung der Herzschlagfrequenz inklusive Sender eingebaut ist, und einem uhrähnlichen Empfangsgerät. Die Messtechnik im Brustgurt sendet die Herzfrequenzwerte an das Armband-Empfangsgerät, wo man sie dann bequem ablesen kann. Gute Herzfrequenzmessgeräte sind codiert, um Interferenzen mit Herzfrequenzmessgeräten von Mitläufern auszuschließen. Störungen durch Mobiltelefone, Hochspannungsleitungen, Ampeln und Autos sind aber immer möglich. Dadurch können verfälschte Werte angezeigt werden.

Den Gurt schnallt man sich um den Brustkorb und das Empfangsgerät legt man wie eine Uhr um das Handgelenk. So hat man während des Wanderns die Herzfrequenz auf dem Empfangsgerät ständig im Blick und kann sein Tempo gegebenenfalls an die Zielwerte anpassen.

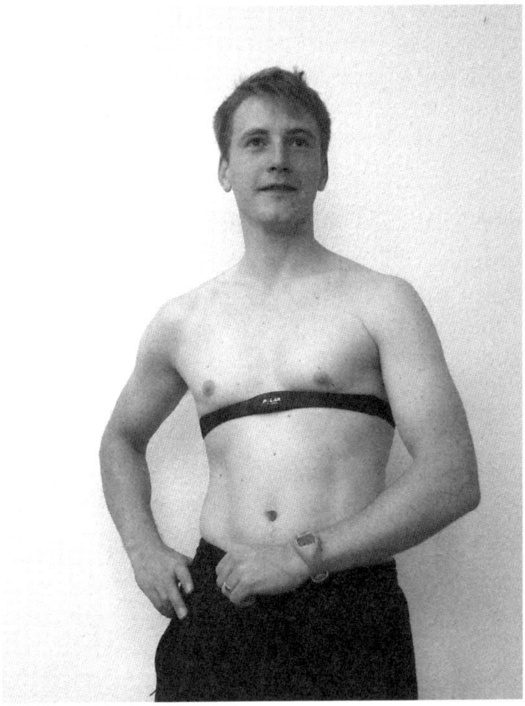

© Claudia Schubert

Herzschlagfrequenz-Messgerät/Pulsuhr

Zur Ermittlung des Zielwertes, also jener Herzfrequenz, die für den jeweiligen Menschen und für die jeweilige Bewegungsart angemessen ist, gibt es unterschiedliche Methoden. Die genaueste Methode ist ein sportmedizinischer Belastungstest bei einem Sportarzt oder in einem Sportmedizinischen Institut. Dieser Test ermittelt die maximale Herzfrequenz (HF max.), die eine Person bei größtmöglicher Belastung zum Beispiel auf dem Laufband oder dem Fahrrad-Ergometer erreicht. Während der sportlichen Betätigung werden der Milchsäuregehalt im Kapillarblut aus dem Ohrläppchen, die maximale Sauerstoffaufnahme beim Einatmen und die Herzfrequenz gemessen. Trainierte Menschen erreichen höhere maximale Herzfrequenzwerte als untrainierte.

Ausgehend von der individuellen maximalen Herzfrequenz werden dann Werte für einen optimalen Belastungspuls im Training errechnet. Ist die maximale Herzfrequenz nicht bekannt, wird eine theoretische maximale Herzfrequenz angenommen. Eine wissenschaftlich weitgehend anerkannte Faustformel für den Gesundheitssport ist die altersbezogene ACSM-Formel des American College of Sports Medicine. Das ACSM ist das weltgrößte Institut für Sportmedizin, das Standards setzt, dic weltweit anerkannt werden. Die ACSM-Formel dient zwar nur einer ungefähren Schätzung, liefert aber gesunden Menschen einen Richtwert zur Errechnung einer gesundheitsförderlichen Trainingsherzfrequenz. Sportwissenschaftler raten allerdings zum individuellen sportmedizinischen Belastungstest durch einen Sportarzt, weil die ACSM-Formel bis zu dreißig Herzschläge von der persönlich maximalen Belastungsherzfrequenz abweichen kann.

ACSM-Formel:
HF max. = 220 – Lebensalter.
HF max. wird dann mit einem Prozentwert multipliziert, der die Belastungsintensität unter Berücksichtigung der individuellen Fitness und der angestrebten Ziele einbezieht.

Der Zielwert des Belastungspulses im Training:
= HF max. x Belastungsintensität (%)
= (220 – Lebensalter) x Belastungsintensität (%)

Im gesundheitsorientierten Training beginnen Untrainierte mit einer Belastungsintensität von 50 % der HF max. Für normale Fitness eignet sich eine Belastungsintensität von 60 % der HF max. Gesundheitssportler mit einer sehr guten Kondition trainieren im Pulsbereich von 70 % der HF max. Diese Werte dienen auch als Richtwerte für das Fastenwandern. Berücksichtigt man noch den Ruhepuls, gilt aktuell auch folgende Formel:

Trainingspuls = (HF max. – Ruhepuls) x Belastungsintensität + Ruhepuls

Bei einer Belastungsintensität von 50%–70% atmet man normalerweise leicht, aber tief und schwitzt leicht bis mäßig. Die Fettverbrennung, auf die der Fastenwanderer besonders angewiesen ist, läuft in diesem moderaten Belastungsbereich effizient. Trainierte Menschen sind hier im Vorteil, weil ihr Fettstoffwechsel bereits gut geschult ist und die Enzymsysteme darauf eingestellt sind, gespeichertes Fett als Hauptenergielieferant zu nutzen. Gut Trainierte können es sich auch erlauben, sich im oberen Belastungsbereich zu bewegen. Schweres Atmen, Schnaufen, Kurzatmigkeit, starkes Schwitzen und anschließend extrem müde Beine kennzeichnen eine Überbelastung und sind beim Fastenwandern unbedingt zu vermeiden. Auch der Muskelkater am nächsten Tag ist ein Zeichen der Überlastung.

Fastenwandern ist kein Leistungssport. Es ist ein gesundheitsförderndes Stabilisierungs- und Grundlagenausdauertraining. Aufgrund der Fastensituation orientiert man sich anfangs eher an den unteren Belastungswerten: 50%–60% der maximalen Herzfrequenz ist ein geeigneter Wert für das Fastenwandern. Das Entscheidende ist aber die Atmung. Immer ist darauf zu achten, dass man sich beim Fastenwandern im aeroben Bereich befindet, tief und ruhig atmet, ohne Schnaufen und Keuchen, egal welche Werte die Pulsuhr anzeigt. Sie sollten immer noch in der Lage sein, mit Ihren Mitwanderern während des Wanderns zu plaudern.

Herzfrequenz-Richtwerte beim Fastenwandern:

HF max. x 50 % für Untrainierte
x 60 % für Trainierte
x 70 % für gut Trainierte

oder:

(HF max. – Ruhepuls) x 50 % für Untrainierte + Ruhepuls
x 60 % für Trainierte + Ruhepuls
x 70 % für gut Trainierte + Ruhepuls

HF max. = (220 – Alter)

Alter	**HF max. x 50–60–70%**
20	100 – 120 – 140
30	95 – 114 – 133
40	90 – 108 – 126
45	87 – 105 – 122
50	85 – 102 – 119
55	82 – 99 – 126
60	80 – 96 – 112
65	77 – 93 – 108
70	75 – 90 – 105
75	72 – 87 – 101
80	70 – 84 – 98

Diese Angaben lehnen sich an die vom ACSM empfohlenen Werte für ein gesundheitsförderliches Ausdauertraining für untrainierte und normal trainierte Menschen an.

Wer im normalen Alltag mit einem Herzfrequenzmessgerät trainiert, sollte beim Fastenwandern seine untere Belastungsgrenze zunächst um 10% reduzieren. Wer regelmäßig trainiert, hat meist auch ein gutes Gefühl für seine individuelle Tagesform, die durch die Fastensituation natürlich beeinflusst wird, vor allem am Anfang der Fastenzeit. Nach einigen Fastentagen kann man die Leistung behutsam steigern und seine individuelle Belastungsgrenze erproben. Das Ziel beim Einsatz von Herzfrequenzmessgeräten ist es immer auch, ein Gespür für die eigene Belastung zu entwickeln. Vergleichen Sie beim

Training immer mal wieder ihr Anstrengungsgefühl mit den Werten auf der Pulsuhr. Wandert man in einer Gruppe, pendelt sich das Wandertempo erfahrungsgemäß auf einen Durchschnittswert ein, der meist bei 110 Herzschlägen pro Minute liegt.

Belastungsintensität und Belastungsdauer bilden immer eine Einheit. Je höher die Belastungsintensität, desto kürzer muss die Belastungsdauer gewählt werden. Eine Wanderung in den Bergen mit vielen Metern Höhenunterschied stellt eine höhere Belastung dar als eine Wanderung in der Ebene und sollte demnach entsprechend kürzer ausfallen. Hier kommen viele Fastenwanderer schon nach neunzig Minuten an ihre Belastungsgrenze. Wanderungen in der Ebene können dagegen viele Stunden dauern, ohne dass man sich übermäßig anstrengen muss. Aber auch das Wandern in der Ebene kann anstrengend werden, wenn man im dicken Sand am Strand stapft oder gegen scharfen Wind ankämpft.

Da man beim Fastenwandern meist drei bis fünf Stunden unterwegs ist, sollte man eine eher geringe Belastungsintensität wählen. Das Ziel beim Fastenwandern ist eine maximale Sauerstoffzufuhr, damit der Fettstoffwechsel effizient funktioniert. Dies wird nur durch ein moderates Wandertempo erreicht. Wenn sich die Belastung mittelschwer (Skalenwert 13 auf der Borg-Skala) anfühlt, dann wandern Sie zu schnell. Reduzieren Sie das Tempo oder machen Sie eine Pause. Sorgen Sie dafür, dass Sie eine Wanderung gegebenenfalls auch vor der eingeplanten Dauer beziehungsweise vor Erreichen des Zieles beenden können. Erkundigen Sie sich nach möglichen Ausstiegspunkten in der Nähe von Bushaltestellen beziehungsweise Straßen, wo Sie ein Taxi hinbestellen können. Nehmen Sie einen Busfahrplan, Taxirufnummern und ein geladenes Mobiltelefon mit, wenn Sie ohne Fastenwanderleiter unterwegs sind.

Muskelkater

Überbeanspruchte Muskulatur schmerzt oft am nächsten Tag. Früher glaubte man, der Muskelkater käme von der Übersäuerung des Muskels. Heute weiß man, dass der Milchsäureüberschuss nach Beendigung der körperlichen Belastung bereits nach zwanzig Minuten abgebaut ist und nimmt an, dass Mikrorisse im Muskelgewebe den Schmerz verursachen.[10]

Was hilft bei Muskelkater? Nehmen Sie ein warmes Bad oder gehen Sie in die Sauna. Massagen hingegen irritieren den Muskel mehr, als dass sie den Heilungsvorgang unterstützen. Auch mit Dehnungsübungen vor und nach dem Wandern kann man Muskelkater offenbar nicht verhindern.[11] Mediziner empfehlen den schmerzenden Muskel zu schonen, ihn bis zur Ausheilung nicht oder nur noch mit geringer Belastung einzusetzen.

Wunsch und Absicht

Es genügt nicht, zum Fluss zu gehen mit
dem Wunsch, Fische zu fangen.
Man muss auch eine Angel mitbringen.
FERNÖSTLICHE WEISHEIT

Warum Fastenwandern? Die Beweggründe sind vielfältig und vielschichtig. Wer schon öfter Fastenwandern war, bei dem verschieben sich die Prioritäten mit der Zeit. Unerfahrene sind oft einfach nur neugierig. Sie haben vielleicht vom Fastenwandern gelesen, oder jemand im Bekanntenkreis hat davon geschwärmt. Neugier ist Voraussetzung für jegliches Lernen. Wer sich diese Gabe erhält, bleibt abenteuerlustig, offen für Neues und lässt sich auch gerne überraschen.

Oft steht auch der Wunsch, ein paar überflüssige Pfunde loszuwerden, im Vordergrund, sei es aus Eitelkeit, oder um gesünder zu leben. Wem bewusst wird, dass er sich zu wenig bewegt und zu viel isst, kann im Fastenwandern eine Möglichkeit sehen, schlechte Gewohnheiten abzustreifen und sich gesündere anzueignen. Allein gelingt die Neuorientierung meist nur schwer bis gar nicht. In einer geführten Gruppe Gleichgesinnter bestehen viel bessere Chancen, die Weichen auch für eine dauerhafte Veränderung zu stellen. Als Selbstbestrafungsmaßnahme für ein Fehlverhalten sollte Fastenwandern allerdings nicht herhalten müssen.

Andere kommen zum Fastenwandern, weil sie der Wunsch nach einer »Ich-Woche«, frei von Rollen und Alltagszwängen, dazu bewegt. Dies sind meist Menschen, die stark in Familie und Beruf eingebunden sind und eine Auszeit für sich suchen: Sie wollen eine Woche lang nicht denken müssen, nichts organisieren müssen, keinerlei Verpflichtungen nachkommen müssen. Abschalten. Einfach nur die Natur genießen, tief durchatmen, den Körper an der frischen Luft bewegen, die Seele baumeln lassen und nebenbei auch noch etwas für die Gesundheit tun.

Manche Teilnehmer nutzen das Fastenwandern als Rückzugsmöglichkeit, um ein persönliches Problem oder einen Konflikt zu lösen. Die Distanz zur gewohnten Umgebung schafft einen Freiraum, der es erlaubt, die Angelegenheit aus einer anderen Sicht zu betrachten. Dabei unterstützen sowohl das Wandern als auch das Fasten die geistigen und emotionalen Prozesse maßgeblich. Durch Fasten schärft sich die Wahrnehmung für die eigenen, im Alltag nicht immer bewussten psychischen Muster und Denkstrukturen. Beim Wandern aktiviert man durch die bilaterale Bewegung von Armen und Beinen beide Gehirnhälften gleichzeitig und der konstante Rhythmus der Bewegung synchronisiert die Hirnwellen. Nur wenn beide Gehirnhälften synchron arbeiten, kann sich Kreativität entfalten und die Chance ist hoch, dass Lösungsansätze, die man vorher übersehen hat, sich plötzlich wie von selbst präsentieren. Eine Problembearbeitung und -verabeitung vollzieht sich beim Wandern weniger in einem angestrengten Grübeln, sondern mehr im lockeren Oszillieren der Aufmerksamkeit zwischen den geistigen Prozessen und der äußeren Wahrnehmung der schönen Natur. Natureindrücke beruhigen den Geist und das Gemüt, die sich so auf ganz natürliche Weise immer wieder entspannen können.

Auch die Sinnsuche steht manchmal auf der Wunschliste der Fastenwanderer, obwohl sich Pilgern für dieses Ziel wahrscheinlich besser eignet. Eine Woche ist zeitlich sehr knapp bemessen für die Suche nach Gott oder nach dem Sinn des Lebens. Dennoch kommen auch beim Fastenwandern Fragen nach dem Lebenssinn auf. Die freiwillige Selbstbeschränkung auf das Allernötigste macht uns durchlässiger für Impulse aus der Seele. Wir erhalten wertvolle Antworten, Erkenntnisse und Ideen, die uns sonst nicht so leicht zugänglich wären. Dieser kurze Ausstieg aus dem Alltag mit seinen konditionierten Denkstrukturen und Verhaltensmustern macht den Kopf frei für neue Perspektiven. Um entscheiden zu können, welches Leben man eigentlich führen will, bedarf es immer wieder Zeiten der Selbstbesinnung. Beim Wandern haben wir die Zeit, in uns zu gehen und an der Gestaltung unseres Lebens und der Erfüllung unserer Bedürfnisse gedanklich zu arbeiten.

Wer Gottes Nähe erfahren beziehungsweise sein Gespür für die Nähe Gottes vertiefen und festigen möchte, findet gleichgesinnte Wegbegleiter und eine geistliche Führung bei spirituell-religiös orientierten Fastenwander-Veranstaltungen. Ähnlich der Wanderexerzitien steht das Fastenwandern hier in einem spirituell-religiösen Kontext: Gott geht alle Wege mit. Wandern ist ein Beten mit den Füßen. Meist wird über weite Wegstrecken schweigend gewandert. So wird man nicht nur stiller, sondern auch weicher, demütiger und gütiger mit sich selbst und der Welt. Man schaut und staunt mehr als sonst über die Tiefe des Seins und die Weite des Lebens.

Gesundheitsorientierte Fastenwanderwochen können auch spirituell-religiöse Inhalte haben, die einen Rahmen für die im Vordergrund stehenden gesundheitlichen Aspekte bilden. Spirituelle Aspekte können aber auch ganz fehlen.

So verschieden die Wünsche der Fastenwanderer sind, so verschieden sind auch die Angebote. So findet fast jeder eine Veranstaltung, die auf seine Bedürfnisse und Interessen zugeschnitten ist. Wenn das Fastenwandern eine Veränderung im Leben einleiten soll, dann sollte man sich klarmachen, dass eine Woche Fastenwandern zwar Impulse bietet, um über den eigenen Schatten zu springen, aber viel entscheidender ist, was anschließend folgt. Der Wunsch, gesünder zu leben, sich mehr zu bewegen und sich öfter bewusst mit Gott zu verbinden, bedarf der täglichen Übung, damit man nicht sofort wieder in alte Verhaltensmuster zurückfällt.

Der Wunsch muss stark sein, sehr stark. Denn nur ein starker Wunsch trägt genügend Energie in sich, um uns immer wieder und erneut zur Tat anzutreiben, nur dann wandelt sich der Wunsch in eine konkrete Absicht. Mit der Absicht fällt die Entscheidung zur Veränderung des Status quo. Man übernimmt Verantwortung und überlässt die Situation nicht länger alten, destruktiven Gewohnheiten, sondern folgt konsequent einem Plan, sich befriedigendere Gewohnheiten anzueignen.

Nach dem Fastenwandern ist man meist hoch motiviert, das eine oder andere in seinem Leben zu verändern. Diese Energie trägt uns in den ersten Tagen, manchmal auch Wochen und hilft uns am Ball zu bleiben. Beim Fastenwandern haben wir uns eingenordet. Nun heißt es, auf Kurs zu bleiben. Neue Gewohnheiten brauchen Zeit, bis sie sich eingeschliffen haben. Sie müssen sich in unserem Verhalten erst festigen. Nur durch konsequentes Wiederholen des gewünschten Verhaltens stabilisieren sich neue Schaltungen in unserem Gehirn, die dann neue Anweisungen an den Körper weiterleiten.

Wir müssen also täglich unser Verhalten erneut entsprechend unseren Absichten und Zielen bewusst ausrichten, so dass unser Tun zunehmend mehr und mehr mit unseren Absichten übereinstimmt. Beim Aufbau neuer Nervenverbindungen in unserem Gehirn kommen wir an den zuweilen anstrengenden Wiederholungen nicht vorbei, bis unsere neuen Verhaltensweisen irgendwann von selbst ablaufen. Dabei stehen uns einige gute Methoden zur Verfügung, die diesen Prozess unterstützen und beschleunigen.[12] Bewährt hat sich zum Beispiel, sich das gewünschte Ziel kurz vor dem Einschlafen und kurz nach dem Aufwachen mit allen Sinnen intensiv vorzustellen. Trockenübungen im Geist, ähnlich wie sie ein Sportler im mentalen Training durchführt, sind fast so effektiv, wie das tatsächliche Verhalten. Das Gehirn unterscheidet nicht zwischen einer lebhaften Vorstellung und einem realen Geschehen. Nutzen Sie daher jede Gelegenheit, Ihre Wunschbilder zu aktivieren: im Stau auf der Autobahn, in der Warteschlange an der Kasse, im Wartezimmer beim Zahnarzt oder auf einer Bahnfahrt.

Fastenwandergefährten und Fastenwanderfreunde

Der Steig war steil,
doch wagten wir's gemeinsam …
Und heut noch helfen wir uns,
Hand in Hand.

CHRISTIAN MORGENSTERN

Jede Entscheidung, einen neuen Weg zu beschreiten, beginnt mit Losgehen. Doch wie schaffe ich es, auf dem Weg zu bleiben? Gemeinsam mit anderen gelingt dies meist leichter. Viele Menschen fühlen sich in einer Gruppe sicherer und besser aufgehoben als allein. Im Idealfall steht einer für alle und alle stehen für einen. Besonders dem Fastenwanderneuling möchte ich ans Herz legen, sich einer Gruppe anzuschließen. Wenn zum Beispiel Zweifel aufkommen, ist die Gruppe eine große Hilfe. Sie schiebt an, zieht mit, stützt und trägt.

Die Gruppengröße variiert von Anbieter zu Anbieter. Überlegen Sie sich, ob Sie sich in einer großen oder in einer kleineren Gruppe wohler fühlen. In großen Gruppen (ab 25 Teilnehmern mit einem Fastenwanderleiter) geht der Einzelne leicht in der Masse unter. Der Zusammenhalt ist eher locker und unpersönlicher. Allerdings ist die Auswahl an Gesprächspartnern größer. Kleine Gruppen bieten einen intensiveren Kontakt zum Fastenleiter und den anderen Teilnehmern. Eine ideale Größe für eine Gruppe mit einem Fastenwanderleiter liegt bei ungefähr fünfzehn Teilnehmern. Für den Fastenwanderleiter ist diese Gruppengröße noch gut überschaubar. Keiner kommt zu kurz und ein Gruppengeist entwickelt sich meist von selbst.

Die Kommunikationssituation ist beim Wandern frei von Ritualen und Zwängen. Leicht lässt sich ein Gespräch beginnen. Man geht einfach neben einem Wandergefährten und hält dessen Schritt. Nach einer Weile eröffnet man das Gespräch, sofern der andere es nicht schon von sich aus getan hat, und spürt nach, ob dieser kommunikationsbereit ist. Wenn nicht, geht man einfach weiter. Ergibt sich ein Gespräch, kann man es genauso mühelos auch wieder beenden, indem man seinen Schritt in einer Gesprächspause verlangsamt und etwas zurückfällt oder anhält, um seinen Schnürsenkel zu binden. Jede Trinkpause oder kurze Stehpause bei einer Sehenswürdigkeit bietet eine Gelegenheit, den Gesprächspartner zu wechseln. Das Nebeneinanderhergehen verlangt auch keinen ständigen Blickkontakt, was die Gesprächsführung erleichtert. Man kann nach Belieben abschweifen. Gesprächspausen erzeugen keinen Druck und werden auch nicht als peinlich empfunden. Die Natur füllt die Funkstille. Gerade weil man so zwanglos und frei kommunizieren kann, ergeben sich oft unvermutet tief gehende Gespräche. Und so wird manch eine Freundschaft gerade beim Fastenwandern geschlossen. Soziale Differenzen sind durch den Kontext und die gemeinsame Ausrichtung auf das Thema Fastenwandern weitgehend ausgeglichen. Alle bewegen sich in der gleichen Landschaft, erleben das gleiche Wetter und die Auswirkungen des Nichtessens. Das verbindet auch Menschen, die sonst wenig Gemeinsamkeiten haben.

Natürlich lässt sich ein Gemeinschaftsgeist weder erzwingen noch durch den Fastenwanderleiter anordnen. Aber dieser kann günstige Bedingungen für eine relativ homogene Gruppe schaffen. Eine präzise Ausschreibung grenzt das breite Bedürfnisspektrum der Teilnehmer ein. Mit der Länge der Wanderungen, dem Schwierigkeitsgrad und den thematischen Inhalten schafft man bereits im Vorfeld die Voraussetzungen, dass sich jeweils Menschen mit ähnlichen Neigungen und Vorlieben zusammenfinden. Außerdem bringen die meisten Teilnehmer, die sich auf eine Gruppe einlassen, ein ausreichendes Maß an Frustrationstoleranz und die Bereitschaft zur Integration mit. Teilnehmer haben auch immer die Möglichkeit, sich für einen Tag oder eine Unternehmung auszuklinken. Der Fastenwanderer ist nicht verpflichtet, an allen Programmpunkten teilzunehmen. Ein integrer Fastenwanderleiter wird das Bedürfnis eines Teilnehmers nach Rückzug respektieren. Denn wer fastet, kann durchaus ein Bedürfnis nach Rückzug und Alleinsein entwickeln, solche Phasen sind beim Fasten normal. Andererseits ist der Teilnehmer nach seiner Rückzugsphase dankbar, wenn er ohne Argwohn wieder freundlich in der Gruppe aufgenommen wird. Die klare Struktur des Tagesablaufs begünstigt einen eleganten Wiedereinstieg in die Gruppe.

Tagesablauf und Rahmenbedingungen gestaltet der Fastenwanderleiter. Er übernimmt die organisatorische Durchführung der Fastenwanderwoche und berät den Fastenwanderer bei allen Fragen und eventuellen Schwierigkeiten rund um das Fastenwandern. Der Teilnehmer muss sich nicht um die Streckenführung kümmern, er muss weder Karte noch Kompass lesen können. Er muss auch meist seine Fastensuppe nicht selber kochen. Diese Freiheit von unmittelbaren Verpflichtungen empfinden viele Teilnehmer als sehr wohltuend. Der Fastenwanderleiter führt die Gruppe in der Regel kooperativ und geht auf die Sorgen und Wünsche der Teilnehmer ein. Ein Fastenwanderleiter versteht sich meist als Organisator, Moderator und Wegbegleiter. Einer, der den Weg selbst schon viele Male gegangen ist.

Fastenwandern allein

Einsam musst du wandern,
willst du innige Zwiesprache halten
mit Gott und dir selbst.

YVONNE GINSBERG

Selten ist er anzutreffen, der Fastenwanderer, der ganz allein unterwegs ist. Dennoch gibt es Menschen, die lieber allein wandern. Im freiwillig gewählten Rückzug auf sich selbst ordnet er seine Gedanken, öffnet sich seiner Kreativität oder hält Zwiesprache mit Gott. Allein kann er stundenlang ungestört in sich hineinhorchen, sich auf sich selbst besinnen, mit Gedanken und Konzepten spielen oder alles Denken abschalten und sich ganz dem sinnlichen Erleben der Natur hingeben. Das Alleinsein ist für einige Menschen unerlässlich als Ausgleich und zur Erholung vom ständigen Zusammensein mit anderen im Familien- und Berufsleben. Andere finden im Alleinsein ein beglückendes Zusammensein mit Gott. Allein fällt es ihnen leichter, ihrer Seele zuzuhören oder den göttlichen Funken in sich aufzuspüren.

Ist der notorische Einzelgänger grundsätzlich sich selbst genug und sein Bedürfnis nach Geselligkeit und Zugehörigkeit gering, so wünschen sich die meisten Fastenwanderer doch beides: Zeiten des Alleinseins und Zeiten des geselligen Beisammenseins. Beides lässt sich durchaus in einer Fastenwandergruppe angemessen befriedigen.

Alleinsein in der Gruppe

Singt und tanzt zusammen und seid fröhlich,
aber lasst jeden von euch auch allein sein,
So wie die Saiten einer Laute allein sind
und doch von derselben Musik erzittern.

KHALIL GIBRAN

Fastenwandergruppen bieten neben Geselligkeit auch stets Gelegenheiten des Alleinseins. Entweder sind beide Varianten fester Bestandteil des Programms oder es besteht eine freie Gestaltungsmöglichkeit innerhalb des vorgesehenen Rahmens. Eigeninitiativ kann man sich zum Beispiel beim Wandern zurückfallen lassen und als Letzter gehen, um sich den Gesprächen der anderen zu entziehen. Die Gruppe muss sich nicht in einem geschlossenen Pulk bewegen. Sie darf sich auch auseinanderziehen. An Wegkreuzungen wartet man ohnehin aufeinander.

In religiös-spirituell orientierten Fastenwandergruppen sind Schweigezeiten meist fest eingeplant, um das Mit-sich-Alleinsein während des gemeinsamen Wanderns zu ermöglichen. Das ist ein eleganter Kompromiss, der dreierlei vereint: Man kann ungestört über große Strecken des Tages bei sich sein, fühlt sich aber nicht einsam oder verlassen, sondern von der Gruppe behütet. Außerdem ist auch hier immer noch ausreichend Raum und Zeit für Gespräche und Gemeinsamkeit.

4. Kraftquelle Natur

Wir sprechen von Natur und vergessen uns dabei: wir selber sind Natur.

FRIEDRICH NIETZSCHE

Der postmoderne Mensch hat sich mit der fortschreitenden Technisierung seines Lebens von der Natur entfremdet. Er verbringt 90 % seines Alltags in Hightech-Kunstwelten. Rolltreppen, Aufzüge, Autos, Bahn und Flugzeuge transportieren ihn zwischen wohltemperierten Wohn- und Arbeitsräumen hin und her. Die kurzen Wege von und zu den Beförderungssystemen sind ohne Steigungen zu überwinden und stets beleuchtet. Navigationsgeräte weisen den Weg. Orientierungssinn ist überflüssig geworden. Trittsicherheit brauchen wir bei dieser Art der Fortbewegung nicht mehr. Die natürliche Fähigkeit, komplexe Muskel- und Gelenkstellungen auf unwegsamem Gelände und bei Dunkelheit zu kontrollieren und zu steuern, verkümmert. Auch den Tast- und Temperatursinn setzt der moderne Mensch in seinen Kunstwelten nur rudimentär ein. Sehen und Hören sind eingeengt. Sein Blickfeld ist weitgehend auf die zweidimensionalen Bilder seiner Monitore und TV-Geräte reduziert; sein Hören auf digitale Töne und technische Geräusche. Geschmack und Geruch werden durch die Labors der Aroma-Industrie bedient – naturidentisch. Fakt ist: Die Zivilisation hat dem Menschen großen Nutzen und zahlreiche Annehmlichkeiten beschert, aber auch verführerische Beschäftigungen mit technisch Trivialem. Echte Sinnlichkeit, Natürlichkeit, Lebendigkeit und Seelentiefe gehen dabei verloren.

Intuitiv wissen wir, dass sinnlicher Kontakt mit der Natur und körperliche Bewegung in der Natur für die Entwicklung und den Erhalt eines gesunden Körpers und einer gesunden Psyche notwendig sind. Dies ist auch wissenschaftlich belegt. Der Arzt und Psychologe Alexander Mitscherlich wies bereits in den sechziger Jahren in seinem Buch *Die Unwirtlichkeit der Städte* eindringlich auf die Bedeutung von Naturerfahrung in der kindlichen Entwicklung hin: »Jeder junge Mensch ... braucht ... Elementares: Wasser, Dreck, Gebüsch, Spielraum. Man kann ihn auch ohne das alles aufwachsen lassen, mit Teppichen, Stofftieren oder auf asphaltierten Straßen und Höfen. Er überlebt es – doch man soll sich dann nicht wundern ...« Ohne hinreichende Stimulierung durch eine natürliche Umwelt entstehen physische und psychische Schäden.

Instinktiv suchen immer mehr Menschen als Ausgleich zu ihrer entfremdeten Alltagswelt wieder den Kontakt mit der Natur. Dieser Drang wird in der Biophilie-Hypothese mit der angeborenen »Liebe zu allem Lebendigen« begründet.[1] Der Mensch ist ein Teil der Natur und vermag sich nicht von ihr loszusagen. Der Mensch ist ohne die Natur nicht lebensfähig.

Mittlerweile rangiert Naturerleben als fundamentaler Wert der Deutschen auf Platz eins. Das belegen Studien des Natursoziologen Dr. Rainer Brämer von der Universität Marburg.[2] Vor fünfzehn Jahren nahm die Natur in dieser Rangfolge noch den vierten Platz hinter den Werten Gesundheit, Freunde und Familie ein.

Natur zu erleben ist ein ideales Mittel gegen die Nebenwirkungen unserer Hightech-Zivilisation. Am eindrucksvollsten spüren wir die Natur beim schlichten Gehen. Nicht das statische Verweilen oder das Laufen und Tempomachen, sondern das genüsslich beschwingte Dauergehen in der Natur mit einer Gehgeschwindigkeit von drei bis vier Kilometer in der Stunde in ebenem Gelände erweist sich subjektiv und objektiv als optimale und wirkungsvolle Methode, der Natur näherzukommen. Hier hat auch das Fastenwandern seinen Platz. Es erfüllt die aktuell wichtigsten Bedürfnisse unserer Gesellschaft nach Natur und Gesundheit. Obwohl auch Laufen und Joggen in der Natur stattfinden, ist das Naturerlebnis bei diesen sportlicheren Bewegungsarten weniger intensiv. Durch die Laufgeschwindigkeit ist der Jogger in seiner Wahrnehmung stark auf den Körper bezogen. Dennoch ist auch er nach einem Naturlauf entspannter und erholter, als wenn er die Strecke in der Halle auf dem Laufband absolviert hätte. Im Training auf dem Laufband steigen die Stresshormone im Blut an. Lauscht der Jogger auf dem Laufband allerdings Naturgeräuschen, bleiben die Stressreaktionen aus.[3]

Beim Wandern entfaltet sich die wohltuende Wirkung der Natur von selbst. Ihre unendliche Vielfalt spricht all unsere Sinne an. Unsere Aufmerksamkeit ist weder überfordert noch unterfordert. Klangräume und Duftfelder wechseln nicht sturzflutartig in rascher Abfolge wie in einem Werbespot, sondern allmählich und ineinander übergehend. Der Blick kann frei umherschweifen. Er ist nicht auf einen Punkt fixiert. Er kann sich am Horizont verlieren, um dann wieder zurückzugleiten auf eine Muschel im Ostseesand. Plätscherndes Wasser, säuselnder Wind, rauschender Blätterwald, zwitschernde Vögel, zirpende Grillen, blauer Himmel und grüne Wiesen, frische Luft und kühler Wind, der uns ins Gesicht bläst, sind natürliche Reize, die Nerven und Gemüt beruhigen. Naturreize wirken regulierend auf die Atmung, das Herzkreislaufsystem, das Immunsystem, das Hormonsystem, die psychische Verfassung sowie das Muskel- und Skelettsystem. Es ist, als ob die Natur einen Systemabgleich beim Menschen vornimmt. Nach einer Wanderung in der Natur ist der Mensch wieder naturgemäß geeicht, auf seine biologische Kodierung gestimmt. Der bewegte Kontakt mit der Natur bringt Körper und Seele in ein natürliches Gleichgewicht.

Zeit wird in der Natur relativ. Mitunter vergessen wir die Uhrzeit, die unseren Alltag diktiert. Besonders eindrucksvoll erlebt man dieses Phänomen auf mehrtägigen Wanderungen. Man bekommt wieder ein Gefühl für die Qualität natürlicher Zeitabläufe, die von der Sonne vorgegeben sind.

Im Takt der Natur

Der Mensch ist naturgemäß tagaktiv. Nachts ist der Körper auf Ruhe eingestellt. Im Körper tickt eine biologische Uhr, die bestimmte Körperfunktionen an- und abschaltet, hoch- und runterfährt, abhängig von der Tageszeit. Die biologische Uhr folgt der genetisch festgelegten Disposition einer circadianen Rhythmik von ungefähr 24 Stunden. Jedoch ist dieser Rhythmus nicht bei allen Menschen gleich. Bei 30 % der Deutschen, den sogenannten Lerchen, läuft die innere Uhr schneller als 24 Stunden. Bei 55 %

der deutschen Bevölkerung, den sogenannten Eulen, tickt die innere Uhr langsamer als 24 Stunden.[4]

Der Chronotyp Eule läuft erst am Nachmittag zu Höchstform auf und wird erst nach Mitternacht müde, während der Chronotyp Lerche vormittags in Topform ist und abends am liebsten mit den Hühnern ins Bett geht. Wie lange beide Typen schlafen müssen, um ausgeruht zu sein, hängt vom individuellen Schlafbedürfnis ab. Die Schlafdauer ist unabhängig vom Chronotyp. In beiden Gruppen finden sich gleich viele Langschläfer, Kurzschläfer und Normalschläfer.[5]

Die Verteilung der Chronotypen entspricht einer Normalverteilung (Gauß-Verteilung), wie man sie auch bei der Körpergröße und beim Körpergewicht findet. Extremtypen sind selten, die Mehrheit bewegt sich im Mittelfeld. Das bedeutet, dass ihre inneren Uhren von wenigen Minuten bis zu etwa zwei Stunden in beide Richtungen vom circadianen 24-Stundenrhythmus abweichen können. Auch die Schlafdauer entspricht einer Normalverteilung. Die meisten Menschen benötigen sieben bis acht Stunden Schlaf, um anschließend ausgeschlafen und leistungsfähig zu sein. Sowohl der Schlaf-Wach-Rhythmus als auch die Schlafdauer verschieben sich im Laufe des Lebens. In der Pubertät tendieren Jugendliche zum Typ Eule und schlafen lange. Danach dreht sich der Trend, ältere Menschen sind eher Lerchen und die Schlafdauer pendelt sich im Normbereich ein.

Die Begriffe Eule und Lerche sind letztendlich genauso wenig informativ wie die Bezeichnungen groß und klein für die Körpergröße. Zwischen der extremen Form einer Lerche, die sich schon um 21 Uhr schlafen legt, und der extremen Eule, die erst nach 3 Uhr in der Nacht ihre Ruhe findet, gibt es viele Variationen.[6]

Ob Lerche oder Eule, das menschliche Leben ist abhängig vom Sonnenlicht, aber auch ausreichend Schlaf ist notwendig. Naturgemäß ist der Mensch am Tag aktiv, wenn es hell ist. Er hat keine Katzenaugen, die im Dunkeln sehen, und er kann sich im Dunkeln auch nicht akustisch orientieren wie eine Fledermaus. Da die innere Uhr nicht exakt im 24-Stundenrhythmus einer Erdumdrehung tickt, braucht sie Zeitgeber, die sie täglich auf die naturgegebenen äußeren Helligkeits- und Dunkelheitsverhältnisse synchronisiert. Die stärksten Signalgeber zum Abgleich zwischen innerer und äußerer Uhrzeit sind Licht und Finsternis im Wechsel von Tag und Nacht. Zwar bleibt die Tendenz zum langsameren beziehungsweise schnelleren Ticken der inneren Uhr bestehen, aber diese Neigung läuft dank der unterschiedlichen Lichtverhältnisse im Laufe des Tages nicht komplett aus dem Ruder. Allerdings nur, wenn der Mensch sich dem Tageslicht auch tatsächlich aussetzt und die Nacht nicht zum Tag macht. Unsere moderne Lebensweise führt uns jedoch nur selten nach draußen ins Freie. Weil wir uns zu lange in Innenräumen aufhalten, erreicht uns Tageslicht nur indirekt durch die Fensterscheiben unserer Wohn- und Arbeitsräume. Dieses Licht ist aber zu schwach, um als Taktgeber auf die Körperuhr zu wirken. Das mag ein Grund dafür sein, dass es mehr Eulen als Lerchen gibt.

Wenn es draußen dunkel wird und der Organismus dann künstlichem Licht ausgesetzt ist, verschiebt sich der Schlaf-wach-Rhythmus in Richtung des Chronotypen Eule. Man wird später müde, weil künstliches Licht – insbesondere der Blauanteil im Licht – die Produktion des Schlafhormons Melatonin bremst. Dafür wacht man dann aber auch später auf, wenn es möglich ist. Die vom Körper benötigte Schlafdauer ändert sich deshalb nicht. Die Periodik des circadianen Rhythmus bleibt erhalten, nur die Phasen verschieben sich. Geht man zum Beispiel erst um 2 Uhr ins Bett und hat man ein Schlafbedürfnis von acht Stunden, dann wäre man erst um 10 Uhr morgens ausgeschlafen. Klingelt der Wecker aber schon um 7 Uhr, fehlt der nötige Schlaf. Man fühlt sich wie gerädert und ist schlecht gelaunt; ein Morgenmuffel, der nur schwer in die Gänge kommt. Ein zu kurzer Schlaf stört sämtliche Prozesse, die nur im Schlafmodus ablaufen, wie Regeneration, Wachstum, Wundheilung und Gedächtnisfestigung.

Völlig aus dem Takt kommt der Körper auf Reisen in andere Zeitzonen oder bei einer Arbeit mit Schichtwechsel. Jetlag mit Müdigkeit und Konzentrationsschwäche sind die Folgen, bis sich die innere Uhr verzögert dann an die veränderten äußeren Gegebenheiten angepasst hat.

Uhrenabgleich

Der Schlaf ist für den ganzen Menschen, was das Aufziehen für die Uhr.
ARTUR SCHOPENHAUER

Schlaf allein reicht nicht, nur der Nachtschlaf ist wirklich erholsam. Der Tagschlaf hat niemals den Erholungswert wie der Nachtschlaf. Die permanente Verfügbarkeit von künstlichem Licht verführt insbesondere die Eulen ihrer Neigung entsprechend dazu, die Nacht zum Tag zu machen. Da sie dann aber, wenn sie berufsbedingt früh aufstehen müssen, nicht ausschlafen können, leiden sie an chronischem Schlafmangel.[7] Einfach nur früher zu Bett zu gehen, funktioniert nicht. Die innere Uhr steht auch in der Nacht auf Tag und die Eule wird nicht müde. Um die innere Uhr wieder in Einklang mit dem natürlichen Tagesrhythmus zu bringen, braucht es nicht nur Disziplin. Der Körper benötigt die Signale natürlicher Taktgeber, das Sonnenlicht und die Finsternis, damit die innere Uhr sich auf natürliche Weise am Hell-dunkel-Zyklus der Erdrotation ausrichten kann.

Für jedes Lebewesen gibt es Bedingungen, unter denen es am besten gedeiht. So blüht der Rhododendron prächtig an einem schattigen Standort auf saurem Boden. Die Rose wiederum kann ihre üppigen Blüten nur auf kalkhaltigem Boden im vollen Sonnenlicht hervorbringen. Auch wir Menschen gedeihen nur unter bestimmten Bedingungen. Unsere Gesundheit und Leistungsfähigkeit hängen davon ab. Eine dieser Bedingungen ist der stete Wechsel von Tag und Nacht, von hell und dunkel. Wachen und Schlafen ist wie Einatmen und Ausatmen. Das eine ohne das andere ist mit dem Leben nicht vereinbar.

In gewissem Rahmen sind wir aber auch in unserem Schlaf-wach-Rhythmus anpassungsfähig. Meist ist eine Schlafphasenverschiebung von ein bis zwei Stunden aufgrund der natürlichen Anpassungsfähigkeit der inneren Uhr möglich und gelingt mit der folgenden Vorgehensweise meist schon innerhalb weniger Tage.

85 % der Deutschen arbeiten am Tag und können frei entscheiden, wann sie abends schlafen gehen, was natürlich beim Aufstehen aufgrund eines vielleicht feststehenden Arbeitsbeginns nicht

möglich ist. Glücklich schätzen können sich all jene, die am Arbeitsplatz Gleitzeiten haben. Doch wer täglich um 8 Uhr bei der Arbeit erscheinen muss und eher zum Typ Eule gehört, wird sich arrangieren müssen, damit er sich nicht einen chronischen Schlafmangel einhandelt, der seine Leistungsfähigkeit herabsetzt und letztendlich seiner Gesundheit schadet.

Die innere Uhr lässt sich etwas vor- oder nachstellen, indem man gezielt eine Schlafphasenverschiebung vornimmt. Eulen rechnen sich entsprechend des individuellen Schlafbedürfnisses aus, wann sie schlafen gehen müssten, um ausgeschlafen am Arbeitsplatz anzukommen. Diese Zubettgehzeit sollte man dann strikt einhalten mithilfe der Taktgeber Licht und Finsternis, wie im Folgenden beschrieben.

Wenn Eulen ihre Schlafphasen verschieben möchten, sollten sie sich zur errechneten Zeit ins Bett legen, auch wenn sie noch nicht müde sind. In der Umstellungsphase werden Eulen die ersten Nächte wach liegen und nicht einschlafen können. Wichtig ist, dass das Zimmer dunkel ist. Denn Dunkelheit ist das Signal für die Produktion des Schlafhormons Melatonin. Die Zeit bis zum Einschlafen kann man mit Entspannungsmusik, Entspannungsübungen, Meditation oder Gebet überbrücken. Das alles fördert das Einschlafen, aber nur, wenn es im Dunkeln geschieht! Und im Liegen!

Am Morgen zur erforderlichen Aufstehzeit bedarf es dann einer starken Lichteinwirkung. Ideal wäre, wenn das Licht, ähnlich dem Sonnenlicht, allmählich immer heller wird. Partner oder Eltern, die eher zum Typ Lerche gehören, können Eulen-Typen unterstützen, indem sie eine halbe Stunde vor der Aufstehzeit die Rollläden im Schlafzimmer hochziehen, die Gardinen öffnen oder im Winter das Licht einschalten. Helles Licht stoppt die Produktion des Schlafhormons Melatonin. Der Schlafmodus klingt allmählich aus, wie ein Schiff, das noch ein paar Meter im Wasser weitergleitet, nachdem der Motor bereits abgestellt ist. So wacht der Körper sanft und natürlich auf. Ein allmählich heller werdendes Licht steht uns jedoch nur mit der Sonneneinstrahlung oder einem Lichtwecker zur Verfügung. Lichtwecker simulieren den Sonnenaufgang. Zum eingestellten Zeitpunkt, zum Beispiel eine halbe Stunde vor dem Aufstehen, wird das Licht immer heller.

Damit dieses Licht eine Verstellung der inneren Uhr bewirken kann, ist eine Lichtstärke von mehr als 1000 Lux nötig. Übliche Wohnraumlampen erreichen nur eine Lichtstärke von 300–500 Lux. Für eine Eule empfiehlt es sich daher, dass sie nach dem Aufstehen sofort ins Freie geht, zum Joggen, Walken oder Spazierengehen, um sich mindestens eine halbe Stunde dem natürlichen Tageslicht auszusetzen. Tageslicht hat im Sommer bei bedecktem Himmel eine Lichtstärke von 10 000 Lux. Bei einem bedeckten Winterhimmel beträgt die Lichtstärke immer noch 3500 Lux. Eine Alternative zum Tageslicht wäre eine halbstündige Lichtdusche mit einer 10 000 Lux Lichttherapielampe. Abends ist Licht dann zu meiden, auch im Sommer sollte man als Eule lieber nicht bei Abendsonne joggen gehen.

In der Umstellungsphase kommt die Lichteinwirkung für den Körper am Morgen früher als die innere Uhr sie erwartet. Dies führt innerhalb von ein paar Tagen zur Anpassung an den »neuen« Tagesbeginn. Die innere Uhr wird durch das Morgenlicht nach »vorne« gedreht. Wichtig ist, dass das Licht am Morgen, zur festgelegten Aufstehzeit, einwirkt. Eine Lichteinwirkung während des Tages, wenn die innere Uhr sowieso auf Tag eingestellt ist, führt nicht zu einer Verschiebung des Schlaf-wach-Rhythmus.

Das Klingeln des Weckers funktioniert auch, es ist aber eine brutale Methode, wenn die innere Uhr noch im Schlafmodus tickt. Der Melatoninspiegel ist dann noch hoch und es bedarf einer großen Überwindung aufzustehen. Nicht das akustische Signal des Weckers beendet die Melatoninproduktion, sondern Licht. Um eine Umstellung der inneren Uhr zu erreichen, muss dem Klingeln des Weckers dann sofort eine starke Lichteinwirkung, wie oben beschrieben, folgen. Sonst ändert sich der Schlaf-wach-Rhythmus nicht und man quält sich Tag für Tag mithilfe seines Weckers aus dem Bett. Wer sich stets vom Klingeln seines Weckers aus dem Tiefschlaf gerissen fühlt, sollte die Anschaffung eines Lichtweckers erwägen.[8]

Die Lerche muss umgekehrt vorgehen. Sie benötigt eine starke Lichteinwirkung am Abend, wenn der Körper entsprechend seines Rhythmus Finsternis erwartet, um die innere Uhr zurückzudrehen. Angenommen eine Lerche vom extremen Typ fällt abends um 21 Uhr todmüde ins Bett und ist um 4:30 Uhr morgens ausgeschlafen. Aufstehen müsste sie aber erst um 7 Uhr, um rechtzeitig bei der Arbeit zu sein. Außerdem würde sie abends gerne eine Stunde länger wach sein, um nicht ständig im Konzert oder auf Partys einzuschlafen. Anstatt nun zu ihrer gewohnten Schlafenszeit ins Bett zu gehen, sollte sie aufbleiben und sich einem starken Lichtreiz, zum Beispiel einer Lichttherapielampe mit 2500 Lux, für eine Stunde aussetzen. Im Sommer eignen sich die Abendstunden für einen Aufenthalt im Freien. Das Licht bremst die Melatoninbildung und damit die Müdigkeit. Länger als die Hälfte der üblichen Schlafdauer sollte diese zusätzliche Zeit aber nicht ausgedehnt werden. Denn sonst bewirkt eine starke Lichteinwirkung das Gegenteil. Man wacht wieder früher auf, anstatt später.

Die ersten Tage wird die Lerche gewohnheitsgemäß um 4:30 Uhr aufwachen. Dann sollte sie einfach im Dunkeln mindestens eine Stunde liegen bleiben. Im Sommer muss das Schlafzimmer abgedunkelt sein. Die Zeit kann sie für Entspannungsübungen, Meditation oder Gebet nutzen. Nach ein paar Tagen passt sich die innere Uhr auch in diesem Fall an.

Für eine Umstellungsaktion des individuellen Schlaf-wach-Rhythmus wählt man am besten freie Tage oder Urlaubstage, die eine geregelte Tagesstruktur aufweisen. Eine Fastenwanderwoche ist für diese Umstellung sehr geeignet. Das Rahmenprogramm einer Fastenwanderwoche ist nach einer natürlichen Tagesrhythmik ausgerichtet. Insbesondere Eulen profitieren davon. Die Möglichkeit, gleich morgens nach dem Aufstehen ins Freie zu gehen, ist meist gegeben, sei es zur Morgengymnastik oder für einen Spaziergang zum Strand oder in den Wald. Abends wird die Runde in der Regel zwischen 21 und 22 Uhr aufgelöst. Außerdem tanken wir tagsüber auf den Wanderungen viel natürliches Licht, was ein frühes Einschlafen am Abend erleichtert.

Jahreszeitlich bedingter Mangel an natürlichem Licht kann im Winter durch den Einsatz von Lichttherapielampen und Lichtwecker kompensiert werden. Im Sommer gleicht man den Mangel an Dunkelheit durch das Abdunkeln des Schlafraumes aus.

Mein Freund der Baum

Wissen Sie, ich verstehe nicht, wie man an einem Baum vorübergehen kann und nicht beglückt sein, dass man ihn sieht? Wie mit einem sprechen und nicht glücklich sein, dass man ihn liebt!

FJODOR MICHAILOWITSCH DOSTOJEWSKI

Beim Fastenwandern können wir die Natur auf uns wirken lassen, ohne über sie nachzudenken. Wir können sie aber auch bewusst wahrnehmen und über ihre Bedeutung für unser Leben reflektieren. Dieses Nachsinnen schärft unser Bewusstsein für den unschätzbaren Wert der Natur. Der Denkanstoß erfolgt oft aus der Natur selbst, wenn wir etwas Besonderes oder Ungewöhnliches erblicken. Wie zum Beispiel einen seltsamen Baum, den wir auf einer Fastenwanderung in der Mecklenburgischen Seenplatte am Stechlin-See[9] entdecken. Eigentlich sind es zwei. Dicht beieinander stehend scheinen hier zwei verschiedene Bäume aus einer Wurzel zu wachsen – eine Buche und eine Tanne. Wir staunen und schauen uns den gemeinsamen Stamm dieses ungleichen Paares genauer an. Beim Weiterwandern suchen wir nach Erklärungen. Doch bevor uns eine Antwort einfällt, überrascht uns ein weiteres »Liebespaar«. Zwei Buchen ragen in innigster Umarmung in den blauen Himmel. Ihre Stämme haben sie umeinander geschlungen. Unser Gespräch verstummt. Gerührt verweilen wir vor den sich umarmenden Bäumen. Später erzählt uns ein Wandergefährte die Liebesgeschichte zweier Lärchenbäume im Odenwald bei Eberbach: Die beiden Lärchen stehen etwa zehn Meter voneinander entfernt. Eines Tages erwachte in ihnen eine große Sehnsucht nach der anderen und sie begannen aufeinander zuzuwachsen. Jede mit einem einzigen waagerechten Ast. Nach Jahren der Ausdauer und Präzision erreichten die beiden Äste einander und wuchsen dann in kreisenden Bewegungen umeinander, sich gegenseitig umschlingend. Nun sind sie sich nah, trotz der zehn Meter Distanz zwischen ihren Stämmen. Sie halten sich fest, als wollten sie sich nie mehr loslassen.

»Kein anderes Geschöpf ist mit dem Geschick der Menschheit so vielfältig, so eng verknüpft wie der Baum«,[10] wie nachfolgendes

Gedicht deutlich macht:

Ich bin die Wärme deines Wohnzimmers in kalten Winternächten.
Der schirmende Schatten, wenn des Sommers Sonne brennt.
Der Dachstuhl deines Hauses. Das Brett deines Tisches.
Ich bin das Bett, in dem du schläfst, der Stuhl, auf dem du sitzt
und das Holz aus dem du Schiffe baust.
Ich bin der Stiel deiner Hacke, die Tür deiner Hütte.
Ich bin das Holz deiner Wiege und deines Sarges.

TEXT AUF EINER BAUMTAFEL IM NATIONALPARK NOCKBERGE IN KÄRNTEN

Ich bin das Streichholz für dein Teelicht und die Grillkohle
für deine Bratwurst.
Der Diamant an deinem Ringfinger, der bin ich auch.
Ich schenk dir Äpfel, Birnen, Kirschen, Pflaumen, Orangen
und Zitronen – und den Sauerstoff zum Atmen.
Mein Duft ist Balsam für deine Seele.
Mein Klang tönt auf deinem Klavier.
Ich bin deine Sonntagszeitung
und das Buch in deinen Händen.
Das alles bin ich und noch ein bisschen mehr –
Ich bin dein Freund, dein Freund der Baum.

ERGÄNZT DURCH YVONNE GINSBERG

Das Bild des Baumes versinnbildlicht eindrucksvoll die *conditio humana*: das Verwurzeltsein mit der Erde, das gen Himmel strebende Wachsen, das Blühen, Reifen, Früchtetragen und schließlich das Welken und Vergehen. Der Baum ist, was wir Menschen so gerne wären: standhaft, groß und stark. Stets aufrecht, sich wandelnd, sich entwickelnd, schöpferisch und voller Lebenskraft bis ins hohe Alter. Er trotzt Blitz und Donner, Stürmen und Regenschauern, widersteht gelassen jedem Schicksalsschlag, in sich ruhend, wissend und vertrauend, dass seine im Winter kahlen Äste im Frühjahr wieder blühen. »Mir bist du ähnlich, Baum, ich tröste mich mit dir«, schreibt der polnische Priesterdichter Sebastian Grabowiecki.[11] An einen Baum können wir uns getrost anlehnen. Der Baum hält. Er trägt. Er fällt nicht um.

Streifen wir beim Fastenwandern mit der staunenden Haltung eines Kindes durch die Natur, dann öffnet sich uns eine Welt der Wunder. Kinder haben die Angewohnheit, mit den Dingen, die sie bestaunen, zu sprechen. Sie unterhalten sich mit dem Käfer, der über ihr Hosenbein krabbelt, und mit dem dicken Tannenzapfen, der sich an einem Ast im Winde wiegt. Und es scheint, als ob die Natur ihnen antwortet.

Der Landstreicher und der Baum

»Da stehst du nun«, sagt der Landstreicher zum Baum. »Bist zwar groß und stark, aber was hast du schon vom Leben? Kommst nirgendwo hin. Du kennst den Fluss nicht und nicht die Dörfer hinter dem Berg. Immer an derselben Stelle! Du kannst einem leidtun.« Er packt sein Bündel fester und geht los.

»Da gehst du nun«, sagt der Baum. »Immer bist du unterwegs. Hast keinen Platz, an den du gehörst. Du kannst einem leidtun!«

Der Landstreicher bleibt stehen. »Hast du das wirklich gesagt?«, fragt er und schaut zum Baum empor.

»Wer sonst?«, sagt der Baum. »Siehst du hier jemanden außer mir?«

»Nein«, sagt der Landstreicher. »Meinst du wirklich, was du sagst? Ich geh' in die Welt, Tag für Tag, ich kenne die Häuser mit den rotgedeckten Dächern …«

»Zu mir kommt die Welt«, sagt der Baum, »der Wind und der Regen, die Eichhörnchen und die Vögel. Und in der Nacht setzt sich der Mond auf meine Zweige.«

»Ja, ja«, sagt der Landstreicher, »aber das Gefühl zu gehen – Schritt für Schritt.«

»Mag schon sein«, sagt der Baum, »aber das Gefühl zu bleiben – Tag und Nacht.«

»Bleiben«, sagt der Landstreicher nachdenklich. »Zu Hause sein. Ach ja«, sagt er.

Und der Baum seufzt: »Gehen, unterwegs sein können – ach ja.«

»Wurzeln zu haben«, sagt der Landstreicher, »das muss ein tolles Gefühl sein!«

»Ja«, sagt der Baum, »ganz ruhig und fest ist es. Und wie lebt man mit den Füßen?«

»Leicht«, sagt der Landstreicher, »flüchtig und schnell.«

»Wenn wir nur tauschen könnten«, sagt der Baum. »Für eine Weile.«

»Ja«, sagt der Landstreicher, »das wäre schön.«

»Lass uns Freunde sein!«, sagt der Baum.

Der Landstreicher nickt. »Ich werde wiederkommen«, verspricht er, »und ich werd' dir vom Gehen erzählen.«

»Und ich«, sagt der Baum, »erzähle dir dann wieder vom Bleiben.«[12]

CHRISTINA BÜCKER

Wege der Stille

Die größten Ereignisse –
das sind nicht unsre lautesten,
sondern unsre stillsten Stunden

FRIEDRICH NIETZSCHE

Über die Stille sprechen, hieße eigentlich schweigen. Denn das Schweigen ist der Weg in die Stille. Das Reden über die Stille kann nur Wegweiser sein, der in die Stille führt. Umgekehrt scheint das Reden aus der Stille zu kommen. Die Wörter sprudeln gleichsam aus der Stille. Die Stille ist Untergrund und Hintergrund aller großen Reden und kleinen Geschwätzigkeiten.

Die Stille liegt hinter den Gedanken wie der blaue Himmel über den Wolken. Will man in die Stille, leiten uns die alten Philosophen und Religionen auf den Weg des Schweigens. Dieser Weg führt schnurstracks durch die dichte Wolkendecke der Gedanken und Gefühle in den Himmel der Stille. Doch auf dem Weg durch die Wolken, im Dickicht der Gedanken und Emotionen, ist es nicht nur trüb, sondern auch ganz schön laut. Das muss der Wanderer wissen. Da muss er durch. Das ist der Weg zur inneren Stille.

Im Alltag verstehen wir unter Stille eine ruhige Umgebung, frei von störenden Geräuschen. Diese äußere Stille ist oft Voraussetzung und Rahmenbedingung für Tätigkeiten, die eine hohe Konzentration erfordern. Fluchtort aus dem dröhnenden Alltagslärm kann die Stille einer Bibliothek oder Kirche sein. Wohltuend ist auch die Stille der Natur, obwohl es dort nie ganz still ist. Doch die Stimmen der Natur stören nicht. Im Gegenteil: Sie sind ein Ohrenschmaus. Lauscht man ihnen mit voller Aufmerksamkeit, dann genießt man auch innere Stille, die Gedanken schweigen. Doch lässt man die Zügel der Aufmerksamkeit locker, dann fallen die Gedanken wieder ein – und brechen respektlos unser inneres Schweigen. Viele Stimmen verlangen plötzlich Gehör und schreien um die Wette. Eine lauter als die andere. Einige sind voller Sorgen und Ängste, andere habe wichtige Pläne für morgen zu besprechen oder Probleme von heute vorzutragen. An diesem Punkt kann ich entscheiden, in welche Richtung ich jetzt gehe. Nehme ich mir jetzt bewusst Zeit, um in Ruhe nachzudenken und der einen oder anderen Stimme in mir zu lauschen, um meine Bedürfnisse, Motive und Ziele zu klären? Oder ignoriere ich lieber alle Gedanken und Gefühle, um mich an einem Ort meines Seins niederzulassen, wo Stille ist, wo ich Ruhe und Frieden finde.

Beides ist beim Fastenwandern möglich, denn die äußere Stille, die für beide Wege eine wichtige Voraussetzung ist, ist einerseits durch die Natur gegeben und lässt sich andererseits persönlich gestalten. Die gestalterische Kraft ist das Schweigen.

Schweigen

Das Schweigen verschafft mir den Freiraum, mich von der Außenwelt abzuwenden. Schweigend ziehe ich mich in mich zurück, um ganz bei mir zu sein. Nach außen schweigend komme ich ins Gespräch mit mir. Möglich ist auch ein doppeltes Schweigen: nach außen und nach innen. Ich rede mit keinem, nicht mal mit mir selbst. Ich lasse alles Tun, Wollen und Denken zur Ruhe kommen. Ich gehe weit, weit in die Stille hinein, wo sie mir ihren Frieden schenkt – Seelenfrieden. In dieser friedlichen Stille, die mich ganz umhüllt, fühle ich mich geborgen. Ich spüre eine Kraft, die mich trägt. Es ist ein Ruhen in Gott. Und ich lausche in die unendliche, allumfassende Stille hinein. Wer diese Stille einmal erfahren hat, wird sie wieder erleben wollen. Und je öfter er sie aufsucht, sich mit ihr auflädt und aus ihr Kraft schöpft für das Leben jenseits der Stille, umso mehr durchdringt und durchflutet sie ihn und strahlt hinein in sein alltägliches Leben.

Eine Zeit des Schweigens, vielleicht eine oder zwei Stunden, kann man gut in die Fastenwanderwoche einbinden. Man kann zum Beispiel vereinbaren, zwischen zwei Pausen gemeinsam zu schweigen. Dies soll helfen, abzuschalten und sich zu entspannen. In der Stille der Natur gelingt dies leichter als im Verkehrslärm einer Großstadt. Um die Stille der Natur nicht zu stören, so dass jeder sie genießen kann, schweigt man gemeinsam. Jeder achtet den Raum der Stille, den eigenen und den des anderen. Manche Teilnehmer sind dankbar für die Schweigestunde und empfinden sie als wohltuende Ergänzung zu den vielen, oft guten Gesprächen während der Wanderungen. Andere tun sich schwer mit dem Schweigen und empfinden es als belastend.

In der Stille der Natur

Eine Methode, um in der Schweigestunde die Stille der Natur einfach nur zu genießen und ihre entspannende Wirkung zu erfahren, ist das Sich-schweigend-Treibenlassen in der Natur. Wir schalten unseren Tagträum-Modus ein, so dass die Aufmerksamkeit frei und absichtslos zwischen Außen- und Innenwelt pendelt. Mal schaut man da und mal dort hin, sieht dies und sieht jenes. Mal lauscht man den Stimmen der Natur, mal dem inneren Gemurmel. Nirgendwo beißt man sich fest, nirgendwo haftet man an. Im steten Rhythmus des Wanderns setzt man einen Fuß vor den anderen und lässt die Dinge kommen und gehen wie den Fluss des Atems.

Nicht immer gelingt dieses losgelöste, sanfte Pendeln der Wahrnehmung zwischen Innen- und Außenwelt. Wenn im lauten Getose meiner Gedanken die Stille der Natur völlig untergeht, dann kann ich mich immer noch absichtlich der Stille der Natur zuwenden. So richte ich meine Aufmerksamkeit auf meine Sinne und schaue, lausche, rieche, spüre und koste die Natur. Ich nehme die Farben des Blätterwaldes wahr, das ferne Klopfen eines Spechtes, den Duft der Kiefern, den weichen Sandboden unter meinen Füßen und den salzigen Geschmack auf meinen Lippen. Wenn die Aufmerksamkeit nachlässt und ich in Gedanken abdrifte, dann hole ich meine Aufmerksamkeit sanft zurück und richte sie wieder auf die mich umgebende Natur.

Anfangs wird man dieses Lenken der Aufmerksamkeit während

der Schweigestunde oft wiederholen müssen. Aber die regelmäßige Übung hilft, dass man mit seiner Wahrnehmung immer länger bei der schönen Natur verbleibt.

Fastenwander-Exerzitien

Schweigen kann wie Fasten, Beten und Meditieren eine zentrale Übung sein, um eine innere Haltung des Horchens auf Gott zu entwickeln und das Gespür für Gottes Gegenwart zu entfalten. Fastenwander-Exerzitien sind eine spezielle Form des Fastenwanderns, die diese traditionellen geistlichen Übungen miteinander verbinden. Die Schweigezeiten gehen täglich über viele Stunden und manchmal auch über ganze Tage. Diese Art zu schweigen, stellt für den modernen Menschen eine große Herausforderung dar. Es ist nicht leicht, sich selbst über eine so lange Zeit ohne Flucht- und Ablenkungsmöglichkeiten auszuhalten. Kein Mobiltelefon, kein Laptop, kein MP3-Player, kein Radio, kein Buch, keine Beschäftigung ist zur Hand, nach der man greifen könnte, um dem inneren Chaos von Gedanken und Gefühlen zu entfliehen. Bevor man im Schweigen zum Seelenfrieden vordringt, muss man sich durch den Lärm der Gedanken und der Gefühlswallungen hindurchschweigen. Um Gottes Gegenwart spüren zu können, bedarf es der inneren Stille. Wir können auch keine Musik hören, wenn neben uns ein Presslufthammer lärmt. Leider zieht das äußere Schweigen nicht unbedingt automatisch ein inneres Schweigen nach sich. Hören wir auf zu reden, fangen oft die inneren Stimmen an zu sprechen. Sie tun es ungefragt und ungebeten. Wie wir damit umgehen können, wird auf den Fastenwander-Exerzitien gelehrt und eingeübt. Eine Methode ist zum Beispiel, sich vorzustellen, man wandert durch die Filmstudios in Hollywood. Überall Theater, Bühnen, Kulissen, Menschen in verrückten Kostümen und angsteinflößenden Masken. Überall hört man laute Dialoge in wechselnden Sprachen. Die Aufgabe besteht nun darin, durch diesen Wirrwarr hindurchzugehen, immer weiter zu gehen bis ans Ende von Hollywood. Nicht stehen bleiben, nirgends verweilen. Aber nicht blind oder mit Scheuklappen, sondern offenen Auges. Alles anschauend und überall hinschauend. Sich nichts vormachen. Sehen, was in einem vorgeht. Das kann sehr belastend sein.

Aber wie im Märchen geht der Held tapfer weiter durch den finsteren Wald trotz der gespenstischen Schatten und unheimlichen Geräusche. Schweigend. Ohne Kommentar, ohne Bewertung, ohne Analyse, ohne Meinung, ohne jede Reaktion. Alles nur betrachtend. Irgendwann verblassen die Bilder und die Stimmen verhallen. Es wird zunehmend ruhig im Geist und im Gemüt. Stille kehrt ein. Friedliche Stille. In dieser Stille kann sich das Gespür für Gottes Gegenwart offenbaren. Hier, wo alles eigene Tun, Wollen und Denken zur Ruhe kommt, wo man einfach nur da ist, fühlt man sich geborgen, getröstet und aufgehoben.

Aus dieser Erfahrung kehrt der Übende voll innerem Frieden und gestärkt zurück in seinen Alltag, wo er die Haltung des inneren Schweigens versucht zu bewahren. Denn sie schafft eine Atmosphäre der inneren Sammlung, in der er bei all seinem Tun und Sein offen bleibt für das Gefühl, Gott nah zu sein. Und so schöpft er aus der Stille immer wieder die Kraft, sein Dasein am Göttlichen auszurichten.

Stille Momente

Es liegt im Stillesein eine wunderbare Macht
der Klärung,
der Reinigung,
der Sammlung auf das Wesentliche.

DIETRICH BONHOEFFER

Wer den Weg der Stille auch im Alltag gehen will, kann damit beginnen, immer wieder Momente der Stille herbeizuführen. Zum Beispiel kann man alle Tätigkeiten mit einer Minute des Schweigens beginnen und beenden. Vor dem Aufstehen am Morgen lauscht man eine Minute lang still in sich hinein, ohne irgendeinen Gedanken zu beachten oder zu verfolgen. Man horcht einfach durch alle Gedanken hindurch und an ihnen vorbei in den Raum der Stille, den wir alle in uns haben und der uns immer offensteht. Den stillen Moment schließen wir ab mit einem Gruß an den neuen Tag und dem stillen Wunsch, das Tagwerk möge uns gelingen. Ähnlich verfahren wir beim Frühstück, sind einen Moment ganz still und bedanken uns für das Mahl. Bevor wir das Auto starten, wahren wir einen Moment der Stille und spüren unseren Körper. Und so lassen wir alle Tätigkeiten wie ein Musikstück in einem Moment der Stille ausklingen.

5. Im Rucksack: Nahrung für die Seele

Alle wesentlichen Dinge finden wir in uns. Vieles ist bereits entfaltet. Manches schläft noch oder steckt in den Kinderschuhen. Beim Fastenwandern haben wir Gelegenheit, innere Potentiale zu entdecken und zu entwickeln, bisher ungenutzte Ressourcen als Kraftquelle anzuzapfen.

Eine Tüte Samen

Ein junger Mann träumt und betritt in seinem Traum einen Tante-Emma-Laden. Hinter dem Tresen steht ein Engel. Ah, denkt er, das hier ist ein Engel-Laden. Neugierig fragt er den Engel: »Sag mal, was führst du in deinem Laden?« Der Engel antwortet ihm freundlich: »Alles, was du dir wünschst.« Der junge Mann beginnt aufzuzählen: »Dann hätte ich gerne ganz viel Gutes! Das Ende aller Kriege und Hungersnöte, Sanierung aller Elendsviertel auf der Welt, Arbeit für die Arbeitslosen, Gesundheit für die Kranken, Mut für alle Verzagten, Liebe für alle Hasserfüllten, Mitgefühl für alle Geächteten, Gnade für alle Verbrecher, Vergebung für alle Sünder, und ... und ... und.«

Der Engel fällt ihm ins Wort: »Hhhmmm. Früchte führe ich leider nicht. Aber ich kann dir für all deine Wünsche die Samen verkaufen. Ach, weißt du, weil du es bist – ich schenk sie dir. Nimm sie und pflanze sie in die Gärten deiner Welt.«

Mut

Die größten Meister sind diejenigen,
die nie aufhören, Schüler zu sein.
IGNAZ ANTON DEMETER

Wer noch nie in seinem Leben gefastet hat, geschweige denn dabei auch noch gewandert ist, der braucht für dieses Experiment Mut. Das erste Fastenwandern ist ein Abenteuer, weil man nicht weiß, wie Körper und Gemüt auf diese Herausforderung reagieren. Auch bei bester Vorbereitung und guter Ausrüstung fehlt die persönliche Erfahrung und damit die Sicherheit, die Situation auch bewältigen zu können. Alles Neue trägt immer einen Unsicherheitsfaktor in sich. Doch der Wunsch nach mehr Lebensqualität gepaart mit einer natürlichen Neugier, der Bereitwilligkeit, Neues auszuprobieren, und der Hoffnung, Fastenwandern könnte ein Gewinn sein, schaffen die Grundlage für den Mut, diesen Schritt ins Ungewisse zu wagen. Die anfänglichen Zweifel, die Unsicherheit und die Zaghaftigkeit werden besänftigt, indem man sich Mut zuspricht. Ermutigend ist das Wissen, dass viele tausend Menschen diesen Weg bereits erfolgreich beschritten haben, dass der Weg schon bereitet und gut ausgeschildert ist und ein erfahrener Fastenwanderleiter vorausgeht und mich notfalls bei der Hand nimmt. Ich gehe nicht alleine. Gleichgesinnte wandern mit mir. Außerdem kann ich mir erlauben, jederzeit auszusteigen. Dies ist kein fahrender Zug. Dies ist nur eine Fastenwanderreise.

Es ist menschlich und ganz normal, wenn man auch Angst vor dem neuen Erlebnis einer Fastenwanderwoche hat. Am besten, man erlaubt der Angst mitzugehen. Sie darf dabei sein. Sie wird sich auf den Wanderungen verlieren, wenn mit jedem gelungenen Tag die Zuversicht wächst, der Herausforderung des Fastenwanderns gewachsen zu sein. Mutig sein bedeutet nicht, dass man keine Angst hat. Angst und Mut können durchaus nebeneinander stehen. Das eine schließt das andere nicht aus. Dazu bedarf es nur einer Erweiterung der eigenen Sichtweise. Je breiter man seinen Wahrnehmungsrahmen steckt, desto mehr Objekte, auch widersprüchlicher Art, lassen sich einbeziehen. Dies ist vergleichbar mit dem Blick aus dem Weltall auf die Erde. Wir sehen die weißen Eislandschaften an den Polen, aber auch die dichtbewaldeten Tropengebiete am Äquator. Schwüle Hitze und eisige Kälte existieren auf unserem blauen Planeten gleichzeitig.

Ebenso gehören Mut und Angst zur psychischen Ausstattung des Menschens. Natürlich fühlt Mut sich besser an als Angst. Deshalb ist es gut, das Mutigsein zu üben, denn Mut wächst wie ein Muskel durch Training. Dazu gehört die Bereitschaft, versuchsweise die persönliche Komfortzone zu verlassen und sich auf das Ungewisse einzulassen, eine Zeit lang den Boden unter den Füßen zu verlieren. Wer seine Lebenssituation zum Besseren verändern will, braucht Mut, denn er wird dabei unweigerlich an Grenzen stoßen. An körperliche Grenzen der Leistungsfähigkeit, an einzementierte Denkweisen, an überholte Wertvorstellungen und fragwürdige Glaubensmuster. Fastenwandern kann helfen, an diesen Festungen zu rütteln, um sie gegebenenfalls umzubauen oder ganz zum Einsturz zu bringen, damit befriedigendere Muster entstehen können.

Natürlich ist es auch möglich, dass der mutige Versuch zum Fastenwandern scheitert. Doch Scheitern ist kein Weltuntergang. Zu überprüfen wären dann zunächst noch einmal die Voraussetzungen, mit denen man ins Fastenwandern hineingegangen ist. Vielleicht hat man seine Kondition überschätzt und eine Veranstaltung mit einem zu hohen Schwierigkeitsgrad gewählt. Vielleicht war der Zeitpunkt nicht stimmig, weil Stress am Arbeitsplatz oder im Privatleben bereits an den Kräften gezehrt hat. Um diese Tatsachen zu erkennen und anzuerkennen, brauchen wir ebenfalls Mut. Die Bereitschaft zur Korrektur ermöglicht dann einen zweiten Versuch, der einem jederzeit offensteht; zu einem späteren Zeitpunkt unter besseren Voraussetzungen (Kondition, Fitness, Allgemeinzustand) und Bedingungen (angemessenere Wahl der Fastenwander-Veranstaltung, Ort und Schwierigkeitsgrad der Wanderungen).

Vielleicht kommt man aber auch zur Einsicht, dass Fastenwandern für einen selbst keine stimmige Methode der Gesundheitsvorsorge, Urlaubsgestaltung oder spiritueller Übung ist. Auch diese Erkenntnis ist ein Gewinn, weil sie uns auf der Suche nach einem besseren Leben wieder ein Stück weiterbringt. Der Versuch war also nicht umsonst, denn wir haben neue Erfahrungen gemacht. Entscheidend sind die gute Absicht und das Bemühen.

Der Mutige traut sich zu, mit den Gefühlen, die durch ein eventuelles Scheitern auslöst werden, adäquat umzugehen. Die Absicht, aus jeder Situation etwas für sich zu lernen, unabhängig von ihrem Ausgang, schützt uns davor, in den Gefühlen der Scham oder des Ärgers über sich selbst steckenzubleiben. Sich selbst annehmen können, so wie man ist, hier und jetzt, öffnet neue Wege und Möglichkeiten, wie es anders besser gehen könnte. Thomas Edisons Glühlampe brannte auch erst nach unzähligen Versuchen, worauf Edison erklärte: »Ich habe nicht versagt. Ich habe nur zehntausend Wege herausgefunden, wie es nicht funktioniert.« Auch wir finden nur durch Erfahrung heraus, was in unserem Leben für uns stimmig ist und was nicht. Was uns guttut und was nicht. Was uns weiterbringt und was nicht.

Sich einzugestehen, dass ein eingeschlagener Weg für uns nicht der richtige ist, verlangt Mut. Besonders wenn der Weg für die anderen passend zu sein scheint. Anerkennen, wo die eigenen derzeit unüberwindbaren Grenzen sind und dann zum eigenen Wohl den Mut aufzubringen, »auszusteigen«, fällt nicht immer leicht. Die Angst, bloßgestellt, als Versager abgestempelt und aus der Gemeinschaft ausgeschlossen zu werden, hemmt uns, das eigene Scheitern vor uns selbst und vor den anderen zuzugeben. Der Mutige nimmt Versagensängste, auch die Angst allein und verlassen zurückzubleiben, einfach bei der Hand, wie eine Mutter ihr ängstliches Kind, und stellt sich tapfer der Situation. Mut hat mehr Macht als Angst. Deshalb kann man die Angst auch aushalten und durchleiden, bis sie sich im Mut auflöst wie eine Eisscholle in der warmen Sonne.

Oft ist unsere Bereitschaft zum selbstauferlegten Leistungszwang größer als unser Mut zur Wahrheit und Ehrlichkeit. Der Stolz stellt sich gerne dem Mut in den Weg. Um vor den anderen gut dazustehen oder vor sich selbst, wird oft die mangelnde Kondition missachtet und der eigene Körper wird zur Leistung geprügelt. Die Schwächen werden kaschiert oder schöngeredet, die Signale des Körpers ignoriert. Das ist nicht Mut, sondern eher Hochmut und ein rücksichtsloser Umgang mit dem Körper. Viel öfter sollten wir bedenken, dass die Natur uns dieses Wunderwerk des Körpers geschenkt hat, das einmalig ist und weder umtauschbar noch ersetzbar. Ein Geschenk Gottes, das wir in Dankbarkeit und Wertschätzung annehmen können.

Was macht den menschlichen Körper so wertvoll? Er ist das ausdrucksstärkste und vielfältigste Instrument auf dieser Welt. Ohne ihn könnten wir nicht tanzen, nicht lachen, das Zwitschern der Vögel nicht hören, uns am Duft einer Rose niemals erfreuen, keinen Nagel in die Wand schlagen, keine Herzen transplantieren, keine Liebesbriefe schreiben, keine Wolkenkratzer bauen, kein weinendes Kind in unseren Armen wiegen – ja, keinen einzigen Gedanken in die Tat umsetzen. Betrachten wir unseren Körper wie eine kostbare Stradivari, auf der wir die Lieder unserer Seele spielen, aber auch Partituren voller Kakophonie. Nicht alles, was wir in die Welt tragen, ist ein Ohrenschmaus. Der Mutige nimmt das ohne Groll und Scham zur Kenntnis, korrigiert die Missklänge und schiefen Tonlagen und setzt sein Werk unverdrossen und zuversichtlich fort. Er weiß, dass er ein Lernender ist und dass es zur Meisterschaft viel Übung bedarf. Fehler kann man gelassen in Kauf nehmen. Jeder Meister war auch mal ein Schüler.

Haben wir unserem Körper beim Fastenwandern zu viel zugemutet, ihm zu viel abverlangt, seine Verfassung ignoriert, dann antwortet er mit Schmerz. Mit Muskelkater und Blasen an den Füßen oder mit Erschöpfung. Daraus können wir lernen, unsere Wahrnehmung zu schulen und zu differenzieren zwischen einem angemessenem Durchhaltevermögen und einer zerstörerischen Selbstquälerei. Den Bogen ein wenig zu spannen – ja, das ist notwendig, wenn der Pfeil sein Ziel erreichen soll. Überspannt man den Bogen jedoch, schießt der Pfeil über das Ziel hinaus und der Bogen kann brechen. Andererseits spannt manch ein Schütze seinen Bogen zu wenig oder gar nicht. Bei Bequemlichkeit und Faulheit hilft auch Mut kaum weiter. Denn vor der Mutprobe stehen der Wunsch nach einem »besseren« Leben, ein starkes Verlangen nach mehr Gesundheit, Zufriedenheit, Gelassenheit oder Erfüllung. Der Wunsch und das Verlangen motivieren uns und treiben uns an. Sie generieren die notwendige Energie, die wir brauchen, um uns aufzuraffen, und aktivieren die Bereitschaft, wirklich etwas für die Veränderung zu tun.

Die Früchte des Verzichts

Der Schildkröt gleich, die in sich kriecht,
wenn ihr Gefahr naht, also zieht
der Weise seine Sinne ab,
von dem, was ihn mit sich entzweit.

BHAGAVAD GITA, 2. GESANG, VERS 58

Verzicht ist auf den ersten Blick ein Unwort und ein Spaßverderberwort. Es ist negativ besetzt und bei den meisten Menschen mit unangenehmen Gefühlen, Vorstellungen von Verlust, Mühsal und Pein, unerträglichem Mangel und leidvollen Entbehrungen verknüpft. Bitter schmeckt vor allem der fremdbestimmte, von außen auferlegte, abverlangte Verzicht. Er ist eine Bedrohung des Status quo, der uns Privilegien und Vorteile streitig macht. Zum Beispiel wenn der Staat uns aufruft, den Gürtel enger zu schnallen, oder der Arbeitgeber uns den Urlaub kürzt. Dann provozieren Verzichtsaufforderungen unseren Widerstand.

Doch Verzicht ist unverzichtbar. Die Notwendigkeit, zu verzichten, ist ein Naturgesetz. Die Natur weiß, wann Wachstum anzuhalten und Verzicht zu üben ist. Keine Giraffe wächst endlos in den Himmel und kein Nilpferd ungehemmt in die Breite. Auf die Entwicklung des Menschen übertragen, kann die Entscheidung zum Verzicht einen Wandlungsprozess von einer Reifestufe zur nächsten einleiten. Sich mit Verzicht anzufreunden und ihm Positives abzugewinnen, wird in diesem Kontext möglich und erstrebenswert. Schaut man genauer hin, zeigt sich, dass kluger Verzicht sich lohnt. Verzicht ist eine Investition, die Gewinn verspricht.

Verzicht in der Antike

Das erkannten auch die Philosophen der Antike. Dort war Verzicht ein Element der Askese im Sinne einer Übung (griech. *áskēsis;* lat. *exercitium*) und eine Trainingsmethode zur Lebensführung. Das Einüben einer neuen Fähigkeit – körperlich, geistig oder psychisch – geht einher mit dem Aufgeben beziehungsweise Zurückstellen aller Verhaltensweisen, die dem Lernen der neuen Fähigkeit im Weg stehen. Wenn ein Kind zum Beispiel Laufen lernt, gibt es das Krabbeln auf. Auch ein junger Mensch, der sein Leben selbständig führen will, gibt den Versorgungsanspruch an seine Eltern auf.

Die Aneignung einer neuen Fähigkeit bedingt zweierlei: einerseits die Einübung des Neuen und andererseits des »Verlernen« des Alten mitsamt allem, was das Neue behindert, vereitelt, verzögert oder ausbremst. Mit dem Einüben des bewussten Verzichts kann man das Alte und Hinderliche loslassen. Das Beste, was man aus seinem Leben machen kann, ist nach Aristoteles (384–322 v. Chr.) die Gestaltung eines bejahenswerten Lebens. Das größte Hindernis dabei sah Aristoteles in den triebhaften Begierden und negativen Emotionen, mit denen der Mensch schicksalhaft ausgestattet ist. Sie erzeugen Leid und vereiteln ein glückliches Leben. Doch wie kann man diese destruktiven Kräfte mäßigen und ausbalancieren?

Die Antwort der Antike ist denkbar einfach, aber nicht leicht: Übe dich im Verzicht auf alles, was Leid erzeugt! Als Leid erzeugend galten der Hochmut, die Arroganz, die Selbstherrlichkeit, der Hass, die Feindseligkeit, die Verachtung, das Lügen, die Schuldzuweisung, die Gier, der Neid, die Scham, die Angst, die Sorge und der Kummer. Diese Untugenden waren zu vermeiden. Einzuüben dagegen waren die Verstandeskräfte (Vernunft und Intellekt) und die tugendhaften Charaktereigenschaften sowie die Gewöhnung an eine positive geistige Haltung. Mut, Ehrlichkeit, Verantwortung, Fürsorge, Verständnis, Güte, Mitgefühl, Wohlwollen, Gelassenheit und Dankbarkeit galt es zu schulen. Zu wählen waren das Gute, das Wahre und das Schöne. Verzicht bedeutete, alles zu unterlassen, was Leid erzeugt, lebensfeindlich ist oder dem Glücklichsein allgemein abträglich ist. Auf dieser Grundlage hielt Aristoteles ein bejahenswert glückliches Leben für möglich. Glücklichsein an sich ist demnach keine Fähigkeit, die man erlernen oder einüben kann. Glücklichsein ist ein Geisteszustand, der sich einstellt als Ergebnis eines steten Bemühens um das Bestmögliche. Glücklichsein ist vergleichbar mit dem Panoramablick, der sich dem Wanderer nach Erklimmen des Gipfels offenbart.

Verzicht in den Religionen

Auch in den Religionen finden wir die Elemente der antiken Ethik und die Übung des Verzichts. Das höchste Glück ist hier der Himmel, die Erleuchtung und das Einssein mit Gott. Das Christentum sieht in der Einübung der Tugenden die Ausformung des vollkommenen Menschen nach dem Bilde Gottes. Gegenstände religiöser Verzichtsübungen sind elementare Triebe und Grundbedürfnisse wie Essen, Sexualität und Kommunikation, wobei Ordensleuten mehr abverlangt wird als Laien. Auch sind Verzichtsübungen in den verschiedenen Konfessionen unterschiedlich gewichtet. Anders als in der Antike, die einen wählerischen und maßvollen Genuss in allen Dingen anstrebte, verpflichtet zum Beispiel die katholische Kirche ihre Ordensleute auf Sexualität ganz zu verzichten. Ziel religiöser Verzichtsübungen sind die Schulung der Selbstdisziplin, die Stärkung des Willens, die Befreiung von Zwängen und Versuchungen, die Beruhigung des Gemüts und die Schärfung des Geistes. Ziel ist die Ausbildung eines starken Charakters.

Die Erfahrung des Fastens, der Enthaltsamkeit und des Schweigens soll dem Gläubigen eine Wahrnehmung des Wesentlichen und die Erkenntnis vermitteln, dass Glückseligkeit unabhängig von sinnlichem Genuss, emotionalen Bindungen und Hab und Gut im Einssein mit Gott verwirklicht werden kann.

Verzicht und weltlicher Erfolg

Durch Verzicht etwas Wertvolles zu erreichen oder einen Gewinn zu erzielen, gelingt auch in weltlichen Zusammenhängen. Zum Beispiel verzichtet der Profisportler vor einem Wettkampf auf Sex und Alkohol, um seine Chancen auf einen Sieg zu erhöhen. Der Student verzichtet auf gesellige Skatabende, um für sein Staatsexamen zu lernen. Der Schmerz nicht ausgelebter, »kleiner« Freuden ist vorübergehend. Am Ende der Entbehrung wartet eine Belohnung, die größer und bedeutungsvoller ist als der Verzicht.

Früh übt sich, wer ein Meister werden will

Um Verzicht üben zu können, braucht man Selbstdisziplin und Selbstkontrolle. Der Psychologe Walter Mischel (*1930, Wien), heute Professor an der Columbia Universität, USA, erforscht bereits seit den 1960er Jahren das Phänomen der Impulskontrolle. Mit seinem Marshmallow-Test untersuchte er 1968 die Fähigkeit der Selbstkontrolle an Vierjähren. Die Kinder wurden jeweils einzeln in einem kleinen Raum an einen Tisch gesetzt, auf dem ein Teller mit einem Marshmallow und eine Glocke standen. Der Versuchsleiter erklärte dem Kind, dass er kurz mal weg müsse und forderte das Kind auf, so lange mit dem Essen des Marshmallows zu warten, bis er wieder zurückkomme. Dann bekäme das Kind noch einen zweiten Marshmallow. Wenn das Kind aber nicht so lange warten wolle, könne es die Glocke läuten und der Wissenschaftler käme sofort zurück und es könne den Marshmallow dann essen. Allerdings gäbe es dann keinen zweiten Marshmallow.

Die Kinder kämpften mit der Versuchung. Manche hielten kaum dreißig Sekunden aus und läuteten die Glocke. Andere schafften es, zu warten, bis der Versuchsleiter zurückkam, das waren immerhin fünfzehn Minuten. Während dieser Zeit beobachtete Walter Mischel die Kinder unauffällig durch einen Einwegspiegel. Die Kinder zeigten unterschiedliche Strategien, mit der Situation fertig zu werden. Manche hielten sich die Augen zu, andere sangen ein Lied oder spielten mit ihren Haaren. Einige beugten sich über den Marshmallow, um an ihm zu riechen, oder sie streichelten ihn, griffen aber nicht zu. Es gab auch Kinder, die den Marshmallow in die Hand nahmen, vorsichtig an ihm leckten und ihn dann behutsam wieder auf den Teller zurücklegten.

Nach dem Experiment hielt Walter Mischel die schulischen Leistungen und sozialen Verhaltensweisen dieser Kinder über einen Zeitraum von vierzehn Jahren fest. Die Testsieger, also diejenigen Kinder, die der Versuchung, den Marshmallow zu essen, widerstanden hatten, zeigten im Verlauf überwiegend gute schulische Leistungen und waren ihrem Alter gemäß sozial kompetent. Bei denjenigen Kindern, die der Versuchung nachgegeben hatten, waren häufiger schulische Probleme zu beobachten. Sie waren schnell frustriert und stritten sich häufiger mit ihren Mitschülern. Für Walter Mischel stand damit fest, dass die Fähigkeit, eine Belohnung beziehungsweise eine Triebbefriedigung in die Zukunft zu projizieren und vorübergehend auf die Erfüllung der Wünsche zugunsten einer größeren Belohnung in der Zukunft zu verzichten, ein ausschlaggebender Faktor für schulische Leistungen ist, ausschlaggebender als der Intelligenzquotient.

Impulskontrolle und selbstauferlegter Gratifikationsaufschub sind erlernbar. Dies zeigte Walter Mischel anhand weiterer Untersuchungen mit denjenigen Kindern, die beim ersten Impulskontroll-Versuch schlecht abgeschnitten hatten. Er brachte ihnen einige Ablenkungstricks bei, die ihnen halfen, dem verführerischen Stimulus besser zu widerstehen. Folgetests mit den gleichen Kindern verliefen dann erfolgreicher.

Bei den Kindern war der entscheidende Faktor die Fähigkeit, die Aufmerksamkeit vom Objekt der Begierde wegzulenken. Die erfolgreichen Kinder kamen von selbst auf die Idee, sich durch Spielen oder Singen abzulenken. Das Begehren war damit zwar nicht vom Tisch, aber es wurde vorübergehend ausgeblendet. Eine Strategie der Impulskontrolle wäre demnach, sich gedanklich nicht mit dem begehrten Objekt zu befassen, denn das Nachdenken und Phantasieren darüber verstärken das Verlangen. Früher oder später verliert man dann die Kontrolle und der Triebimpuls diktiert das Handeln.

Eine andere Vorgehensweise zur Bewältigung des Triebimpulses wäre, sich der Begierde direkt zu stellen. Sich ihr anzunehmen. Dies verlangt jedoch eine Reife und ein Abstraktionsvermögen, das Kindern in der Regel noch nicht haben. Dazu muss man die geistige Haltung eines inneren Beobachters einnehmen können, der seine ganze Aufmerksamkeit darauf richtet, wie Gier sich anfühlt und welche körperlichen Symptome diesen Triebimpuls begleiten. Diese Vorgehensweise wird am Ende dieses Kapitels im Übungsteil zur Achtsamkeit an einem Beispiel beschrieben.

Was motiviert zum Verzicht?

Warum sind wir überhaupt bereit, etwas Unangenehmes auf uns zu nehmen oder einer Verlockung nicht nachzugeben? Nur ein Ziel, das uns außerordentlich attraktiv und sinnvoll erscheint, dem wir einen hohen Wert beimessen, kann uns dazu bringen, die Befriedigung unsere Wünsche und Triebe aufzuschieben. Was ein Mensch für wertvoll und erstrebenswert erachtet, hängt von seiner Reife, seiner individuellen Bedürfnisstruktur und deren Sättigung ab. Kein Mensch entscheidet sich für das Fastenwandern, wenn er nicht einen Wert oder Gewinn darin sieht. Ohne eine Vision vor Augen und dem festen Glauben, dass diese durch Verzichtsübungen zu verwirklichen ist, hat der Weg der Askese keinerlei Sinn. Zu unterscheiden sind Ziele von Wünschen. Ein Wunsch reicht nicht aus, um die erforderliche Motivationsenergie zu aktivieren, die für eine Verzichtshandlung notwendig ist. Liegen bereits positive Erfahrungen im Umgang mit Verzicht vor, ist die Neigung, sich in anderen Zusammenhängen wieder für diese Methode zu entscheiden, natürlich größer. So waren Kinder, die täglich durch Eltern und Lehrer angeregt und ermuntert wurden, kleine Verzichtsübungen zu leisten, in Walter Mischels Marshmallow-Test klar im Vorteil.

Verzicht wohl bedacht

Bei jeder Verzichtsübung sollte man jedoch vorher überprüfen, ob sie in der jeweiligen Lebenssituation die geeignete Methode ist. Verzicht ist nicht immer die beste Wahl. Alternativen sind zu überlegen und gegeneinander abzuwägen. Wichtig ist natürlich der Gegenstand, auf den man verzichten möchte. Der Verzicht auf Grundbedürfnisse wie Nahrung (Fasten) und Kommunikation (Schweige-Exerzitien) bedingt einen gesunden Körper und eine stabile Psyche und ist zeitlich einzugrenzen.

An Dingen oder Aktivitäten, die nicht lebensnotwendig sind, wie Schokolade zu essen oder drei Stunden täglich vor dem Fernseher zu sitzen, kann man das Verzichten auf unbedenkliche Weise trainieren. Die Reflexion über die Nützlichkeit, Notwendigkeit, den Wert und die Bedeutung von Gegenständen, Aktivitäten und Beziehungen im eigenen Leben kann zu einer Werteverschiebung führen und die Entscheidung zum Verzicht auf Überflüssiges, Unnötiges, Nutzloses, Überholtes und Hinderliches einleiten und bekräftigen.

Die Antriebskräfte zum Verzicht sind ehrlich zu hinterfragen. Nicht immer sind sie eindeutig positiv und lebensbejahend. Was treibt mich in den Verzicht? Die Vernunft? Der Wunsch, etwas Wertvolles und Sinnvolles zu erreichen? Geht es mir darum, ein unerwünschtes Verhalten zu korrigieren? Treibt mich die Angst?

Oder drücken mich Schuldgefühle? Dient Verzicht der Selbstbestrafung und Zähmung meines schlechten Gewissens? Verzicht als Buße für begangene Sünden ist zwar eine uralte christliche Tradition, führt aber selten zum Ziel, wenn es als Alibi missbraucht wird, der »Sünde« bei nächster Gelegenheit wieder zu frönen. Mit dieser Einstellung dreht man sich im Kreise. Gefangen in einer Endlosschleife von Sünden und Bußetun, sitzt man fest, fernab eines beglückenden Lebens. Der Fehler in dieser Schuld-und-Sühne-Strategie liegt darin, dass man sozusagen die leere Tasse, aus der man den kalten Kaffee weggeschüttet hat, wieder mit kaltem Kaffee auffüllt. Eine Verzichtsübung kommt nur dann zu einem wünschenswerten Ergebnis, wenn der entrümpelte Raum, den der Verzicht hinterlässt, mit etwas ausgefüllt wird, das man für wertvoller hält als das Gerümpel. Doch das gelingt nur, wenn das Gerümpel eindeutig als überflüssig und nutzlos erkannt wird. Solange man im Gerümpel bewusst oder unbewusst eine Antiquität vermutet, ist der Weg aus dem Teufelskreis versperrt.

Wie die Übung gelingt!

Ist die Entscheidung getroffen, dass wir Verzicht üben möchten, stehen wir vor der nächsten Herausforderung: Wie schaffen wir es, über die Dauer der Verzichtsübung standhaft zu bleiben? Denn die Momente der Versuchung werden kommen. Teil der Übung ist es, diese Versuchung zu handhaben. Vielfältige Methoden aus der Psychologie, der Religion und den spirituellen Lehren bieten hier Unterstützung. Einige möchte ich hier vorstellen.

1. Imagination

Aus Luftschlössern entstehen die Paläste der Erde.
PRENTICE MULFORD

Die Vorstellung, man hätte das zukünftige Ziel bereits erreicht, sei es 10 Kilogramm abzunehmen oder den Doktortitel in Philosophie zu erreichen, ist wie ein Leitstern, an dem man sich ausrichten kann bei der Verfolgung des Ziels. Wir müssen während der Verzichtsübung damit rechnen, dass wir unsere primären Triebe sehr deutlich spüren werden und dass uns diese dazu verleiten, vom

Kurs abzukommen. Beim Fasten ist es insbesondere unser Grundbedürfnis zu essen, das uns quälen kann, oder das Bedürfnis, lieber auf dem Sofa zu faulenzen, als uns zum Wandern aufzuraffen. Was für die Kinder im Versuch von Walter Mischel der Marshmallow war, ist für den Fastenwanderer ein Teller Bratkartoffeln mit Speck oder ein Wellnesstag im Strandkorb. Als Transmissionsriemen dient zunächst die Vernunft, mit der wir die bereits getroffene Entscheidung zum Fastenwandern erneut bekräftigen und uns den Gewinn, den wir aus dem Fastenwandern ziehen werden, immer wieder vor Augen führen. Auch können wir an die unangenehmen Konsequenzen denken, die im Falle eines Versagens auf uns warten. Das köstliche Gericht und die Hängematte weichen automatisch aus dem Fokus unserer Wahrnehmung, wenn wir unsere Aufmerksamkeit dem Ziel zuwenden und uns dieses in den allerschönsten Farben ausmalen. Wer sich mit bildhaften Vorstellungen schwertut, fühlt sich in die zukünftige angenehme Empfindung hinein. Er kann schon einmal im Gefühl der Leichtigkeit schwelgen, das sich nach dem Fasten einstellt, oder im Gefühl der gewonnenen Kraft, die den Körper dann durchströmt. Auch das Gefühl der heiteren Gelassenheit, des inneren Friedens und des klaren Geistes können wir vorwegnehmen. Die Imagination des zukünftigen Gewinns beschenkt uns mit Vorschussenergie, die uns erneut motiviert, die Verzichtsübung fortzusetzen.

Imaginieren ist ein kreativer Prozess, der uns, wenn wir mehrmals täglich üben, dem Ziel immer näher bringt. Das Ziel entfaltet so starke Anziehungskräfte, die es uns leichter machen, den Kurs beizubehalten. Besonders wirksam ist das Imaginieren, wenn man in einem entspannten Zustand ist, zum Beispiel kurz vor dem Einschlafen oder kurz nach dem Aufwachen. In einer Art Tagträumen stellt man sich das Ziel in all seinen Facetten vor. Achten Sie bei der Vorstellung von Bildern auf die Bildgröße, die Farben, die Helligkeit, die Klarheit und die Schärfe. Je größer, farbiger, heller, klarer und schärfer die Bilder sind, desto eindrücklicher sind sie für Ihr Bewusstsein. Wichtig ist, dass Ihnen die Vorstellungen gefallen. Ändern Sie die Bilder so lange, bis Inhalt und Qualität Sie begeistern. Verfahren Sie ähnlich mit Gefühlen (Intensität, Färbung), Stimmen und Geräuschen (Tonqualität, Tonhöhe und Lautstärke).

Drehen Sie so lange an dem inneren Film, bis alles »richtig« aussieht und sich stimmig anfühlt.

2. Achtsamkeit

Achtsamkeit beschreibt eine geistige Haltung des wachen, gleichmütigen, vorbehaltlosen Beobachtens und Gewahrseins einer Situation. Es ist eine geistige Einstellung, die einer Weitwinkelperspektive ähnelt, wie man sie auf einem Berg oder auf einem Turm einnehmen kann. Im Umgang mit Verlockungen und Versuchungen während einer Verzichtsübung wirkt Achtsamkeit wie ein Anker, der ein Schiff daran hindert abzutreiben. Anders als die Kinder im Marshmallow-Test, die sich die Augen zuhalten, um das Objekt ihrer Begierde auszublenden, nimmt man im Zustand der Achtsamkeit mit offenen Augen wahr, was ist. Man sieht den Marshmallow und nimmt auch wahr, welche emotionale Reaktion dieser Marshmallow auslöst. Man wendet sich dann dem Gefühl des Begehrens zu und nimmt es vorbehaltlos an. Das Gefühl von Gier darf da sein. Es wird nicht zurückgewiesen oder unterdrückt. Still beobachtet man mit Achtsamkeit das Begehren wie ein Zuschauer einen Film, ohne den Wunsch, die Situation ändern zu wollen oder etwas tun zu müssen. Durch dieses nicht-eingreifende Beobachten schafft man eine gewisse Distanz zum Gefühl des Begehrens und vermeidet damit, dass man von diesem Gefühl überschwemmt wird. Man bleibt Herr der Situation, obwohl die Gier da ist, obwohl man in der achtsamen Haltung auch wahrnimmt, dass das Gefühl des Begehrens unangenehm ist. Auch diesem vielleicht sogar quälenden Aspekt des Gefühls wendet man sich mit voller Aufmerksamkeit zu. Bleibt man achtsam am Geschehen, wird man nach einer Weile feststellen, dass die Gefühlsenergie langsam verpufft. Sie erschöpft sich und das Gemüt beruhigt sich wieder. Bis zum nächsten Mal. Gefühle sind vergänglich. Sie kommen und gehen wie Wellen im Ozean. Durch Widerstand halten wir sie nur fest. Im Licht der Achtsamkeit verändern sie sich und vergehen wieder.

An einem konkreten Beispiel möchte ich im Folgenden eine mögliche Vorgehensweise beschreiben, wie man Achtsamkeit aufrechterhalten kann, während ein mental-emotionaler Störenfried im Bewusstsein auftaucht. Nehmen wir an, Sie überkommt beim Fastenwandern plötzlich eine tierische Lust auf ein saftiges, dick mit Butter beschmiertes Käsebrötchen, natürlich Vollkorn inklusive Salatblatt und Tomatenscheibe. Ein Bäcker wäre direkt um die Ecke. Sie könnten sich leicht von der Gruppe lösen und einen kleinen Umweg gehen. Eine glaubhafte Erklärung dafür ließe sich leicht finden.

Zwei mögliche Verhaltensweisen sind in einer solchen Situation typisch: Entweder wir unterdrücken das Lustgefühl oder wir leben es zwanghaft aus. Den Mittelweg zwischen diesen beiden Extremen gehen wir, wenn wir achtsam sind. Wir nehmen uns der Gedanken und Gefühle an, indem wir ihnen vorurteilslos unsere ganze Aufmerksamkeit schenken. Dabei ist das innere Hinsehen mehr ein Hinschauen und das Hören mehr ein Lauschen. Zur Unterstützung der achtsamen Haltung verbinden wir das beobachtete Geschehen mit unserem Atem. Bewusst wahrgenommenes Atmen stärkt die Achtsamkeit.

Ich atme ein und bin mir bewusst, dass da Gedanken an ein Käsebrötchen sind.
Ich atme aus und bin mir bewusst, dass da ein Gefühl der Lust auf Käsebrötchen ist.
Ich atme ein und bin mir bewusst, dass dieses Begehren ein unangenehmes Gefühl ist.
Ich atme aus und bin mir bewusst, dass dieses Gefühl geboren wurde und sterben wird.
Ich atme ein und bin mir bewusst, dass das unangenehme Gefühl immer noch da ist.
Ich atme aus und bin mir bewusst, dass da auch Achtsamkeit in mir ist.

Diese Sätze wiederholen Sie so lange, bis Sie eine Veränderung in der Gefühlswahrnehmung feststellen. Bleiben Sie in Kontakt mit dem Gefühl. Nehmen Sie wahr, wo dieses unangenehme Gefühl im Körper zu spüren ist, wie es sich anfühlt. Benennen Sie es ganz konkret:

Ich atme ein und bin mir bewusst, dass da ein zusammenziehendes Gefühl im Bauchraum ist.
Ich atme aus und bin mir bewusst, dass das zusammenziehende Gefühl sich über die Brust in den Kopf ausbreitet.

Wiederholen Sie die Benennung ihrer Gefühle. Folgen Sie keinem anderen Gedanken, nur solchen, die Ihre Empfindungen beschreiben. Falls andere Gedanken kommen, stellen Sie nur fest, dass da ein neuer Gedanke ist. Wenden Sie Ihre Aufmerksamkeit dann wieder den Empfindungen zu. Nach einer Weile werden Sie bemerken, dass das Gefühl langsam nachlässt und verblasst.

Ich atme ein und bin mir bewusst, dass das unangenehme Gefühl langsam ausklingt.
Ich atme aus und bin mir bewusst, dass das unangenehme Gefühl zur Ruhe kommt.

Dieser Prozess dauert meistens nur ein paar Minuten. Wird Ihnen die Lust auf das Käsebrötchen erneut bewusst, dann wiederholen Sie die Achtsamkeitsübung.

3. Die Macht der Wahl

Verzichtsübungen stellen uns immer wieder vor die Wahl: Tu ich's? Oder lass ich's? Folge ich meinem Stern oder der Verlockung am Wegesrand?

Die einmal getroffene Entscheidung, einen Weg zu gehen, den wir bejahen können, werden wir viele Male wiederholen müssen, bis unsere Entschlossenheit so stark ist, dass Umwege und Abwege ihren Reiz verlieren. Die Wiederholung ist ein wichtiges Element einer jeden Übung. Wiederholung bekräftigt die Entscheidung für den eingeschlagenen Weg. Wiederholung gewöhnt uns an die Übung. So wird die Übung zur Gewohnheit. Wenn das Gehen auf dem gewählten Weg zur Gewohnheit geworden ist, hat man sein Ziel erreicht. Anfangs muss man viel Kraft aufwenden, um auf dem Weg zu bleiben, so wie eine Rakete auf ihrem Flug ins All viel Treibstoff verbraucht, um die Schwerkraft der Erde zu überwinden. Einmal dem Feld der Anziehungskraft der Erde entkommen, können die Triebwerke abgeschaltet werden und das Raumfahrzeug gleitet von selbst in der anvisierten Umlaufbahn. Es ist gut, sich stets darüber bewusst zu sein, dass Sie während einer Verzichtsübung immer über die Macht der Wahl verfügen. Diese Macht können sie bewusst einsetzen. Denn je öfter wir die für uns gute Wahl treffen, desto leichter fällt die nächste gute Wahl bei einer erneuten Herausforderung. Die eigene Bereitwilligkeit immer wieder zu bekräftigen und das Denken und Tun an der guten Wahl auszurichten, nährt unsere Macht. Die gute Wahl ist jene, zu der wir Ja! sagen können, die uns in eine gute Richtung führt. Was wir nicht bejahen können, können wir daher vermeiden. Unwichtiges, Wertloses, Sinnloses, Bedeutungsloses, Überholtes lasse ich sein. Ich wähle, was mir am Herzen liegt.

Oft ist es leichter zu wählen als zu wollen. Wem es an Willenskraft mangelt, kann sich der Macht der Wahl bedienen. Hat die Willenskraft eine trotzige oder gewalttätige Komponente, dann erzeugt sie eine Gegenkraft: den inneren Widerstand. Druck erzeugt Gegendruck. Zwei Kräfte liegen dann im Widerstreit, vergeuden wertvolle psychische Energie und lähmen unser Tun. Hilfreich ist es meist, wenn man seine innere Haltung vom Wollen zur Bereitwilligkeit verschieben kann. Bereitwilligkeit ist weicher, demütiger, wie biegsames Schilf im stürmischen See. Wer alles mit seinem Willen erreichen möchte, der bemerkt, dass der Wille am Widerstand schnell zerbricht.

4. Die Macht der Gewohnheit

Die Verzichtsübung enthält das Element der Entwöhnung. Denk- und Verhaltensmuster, die man loswerden will, sind meist Gewohnheiten, die nicht von selbst verschwinden. Diese alten unerwünschten Gewohnheiten kann man sich abgewöhnen, indem man sie in der Vorstellung wiederholt fallen lässt wie eine heiße Kartoffel.

Dieses wiederholte Loslassen, Seinlassen, Sichverweigern und Neinsagen löscht die alte Gewohnheit Stück für Stück, vergleichbar mit dem allmählichen Entfärben einer bunten Tischdecke durch wiederholtes Waschen. Sowohl bei der Gewöhnung als auch bei der Entwöhnung setzen wir auf das Instrument der Wiederholung. Wiederholung ist der Universalschlüssel zu jeder Art der Umgewöhnung.

Achtsamkeit

> *Schüler:*
> *Meister, zeig mir, wo ich Gott finde.*
> *Lehrer:*
> *Nirgendwo ist Gott nicht zu finden.*
> CHUANG TZU

Achtsamkeit ist eine segensreiche Weggefährtin. Achtsamkeit schenkt uns jene geistige Präsenz, mit der wir unsere ganze Aufmerksamkeit völlig entspannt im Hier und Jetzt ruhen lassen können. Kein Gestern und kein Morgen umwölken unser Gemüt. Nur das Jetzt ist präsent.

Ein achtsamer Geist ist hellwach. Er ist ganz und gar da. Achtsamkeit würdigt den gegenwärtigen Moment mit allem, was er enthält. Genau so, wie er sich uns hier und jetzt präsentiert. So gewährt Achtsamkeit uns Einsicht in die Wirklichkeit. Wir übersehen nichts und nichts entgeht uns.

Wie oft jedoch schlafwandeln wir in Gedanken verloren durch den Tag? Wären wir in jedem Moment achtsam, würden wir nicht vergessen, wo wir unser Auto geparkt und die Schlüssel hingelegt haben. Harmlose Schusseligkeiten, aber auch gröbere Fahrlässigkeit sind die Folgen achtloser Momente. Während wir uns über längst vergangene Erinnerungen grämen, in sentimentalen Träumereien schwelgen oder uns im Geiste Horrorszenen ausmalen, verpassen wir den gegenwärtigen Augenblick und das Leben.

Viele Verhaltensweisen, die unsere Gesundheit gefährden und uns das Leben vermiesen, sind das Ergebnis konditionierter Automatismen. Wir sind nervös und greifen nach der Zigarette, ohne es zu merken. Wir fühlen uns einsam und verschlingen drei Tafeln Schokolade und ärgern uns hinterher. Wir fühlen uns durch eine beiläufige Bemerkung verletzt und gehen an die Decke. All diese reflexartigen Reaktionen entstehen aus Achtlosigkeit und können durch Achtsamkeit verhindert werden. Ein achtsamer Mensch ist sich jederzeit bewusst, welche Gefühle in ihm sind. Er spürt, wie ein unangenehmes Gefühl in ihm aufsteigt und zum Beispiel einen Drang zum Griff nach einer Zigarette oder Schokolade auslöst. Im Bewusstsein dessen, was ist, hat er dann die Wahl, diesem Impuls zu folgen oder einen anderen Weg einzuschlagen. Ein achtloser Geist hat keine Wahl. Nur, was uns bewusst ist, können wir zum Besseren wenden. Mit Achtsamkeit werden uns unbewusste Verhaltensmuster bewusst. Wie der Strahl einer Taschenlampe leuchtet Achtsamkeit in die Dunkelheit und wirft ihr warmes Licht auf das, was wir im Dunkeln nicht sehen können. Im Licht können wir uns die Dinge dann in aller Ruhe anschauen.

Achtsamkeit wächst mit der Absicht, achtsam zu sein

Achtsamkeit kann man lernen, genauso wie man laufen lernt. Achtsamkeit ist eine Wahrnehmungsfähigkeit, die in uns angelegt ist und nur darauf wartet, entwickelt zu werden. Beim Fastenwandern haben wir viel Gelegenheit dazu. Die Natur ist ein ideales Trainingsfeld für einen zerstreuten Geist. Die Schönheit der Natur beruhigt unseren Geist und es ist leichter, die Aufmerksamkeit vom ewigen Denken ans Gestern und ans Morgen, an Phantasien und realitätsfremde Hypothesen abzuziehen. Das fröhliche Plätschern eines Baches, das strahlende Blau des Himmels und die untergehende Sonne wirken anziehend auf unsere Sinne und der Geist lässt sich meist ohne allzu großen Widerstand an die schöne Natur binden. Auch wenn die eingefleischte Gewohnheit, dauernd zu denken, sich immer wieder ungewollt in den Vordergrund schiebt, vermag die Natur unsere Aufmerksamkeit doch wieder auf sich zu ziehen. Naturerlebnisse können so beeindruckend sein, dass das Denken im Angesicht dieser vollendeten Schönheit ehrfurchtsvoll schweigt.

Haben wir einmal die Absicht getroffen, jedem Augenblick unsere Achtsamkeit zu schenken, dann erinnern wir uns auch wieder an diese Absicht, wenn wir uns in Gedanken verloren haben. Mit dem Erinnern stellt sich die Achtsamkeit dann wieder ein. Damit wir schneller merken, dass wir mit unseren Gedanken ganz woanders sind, können wir Erinnerungshilfen einsetzen. Wir können zum Beispiel Vogelgezwitscher oder Telefonklingeln als Achtsamkeitssignale auswählen, die uns, wann immer wir sie hören, wieder aus dem Denkkarussell herausreißen. Die beharrliche Wiederholung bewirkt, dass sich die Rückkehr zur Achtsamkeit dann allmählich einschleift.

Haben wir unsere Wahrnehmung mit Achtsamkeit gekoppelt, dann gilt es unsere neue Haltung zu bewahren und aufrechtzuerhalten. Ein immer verfügbarer Anker, an den wir die Achtsamkeit binden können, ist unser Atem. Wir atmen ein, spüren den Atem und sind uns des Einatmens bewusst. Wir atmen aus, spüren den Atem und sind uns des Ausatmens bewusst. Sobald wir den bewussten Kontakt zu unserem Atem hergestellt haben, binden wir alles, was in unsere Wahrnehmung rückt, an den Atem. Einatmend nehme ich den weichen Waldboden unter meinen Füßen wahr. Ausatmend nehme ich die bewegten Blätter der Bäume wahr. Der Atem hält unsere Aufmerksamkeit in der Gegenwart. Den Atem aus der Vergangenheit zu holen, erscheint absurd, ebenso absurd ist das Hoffen und Träumen auf ein Atmen in der Zukunft. Wir atmen nur in der Gegenwart. Deshalb ist unser Atem ein fester und stabiler Grund, auf dem alles Gegenwärtige ruht. So bleibt der an den Atem gebundene Geist gesammelt in der Gegenwart und schweift nicht ab in das Gestern oder Morgen.

Achtsamkeit und Gefühle

Die Gedanken ruhen, wenn man beim Wandern achtsam ist. Der Körper wandert von selbst. Nachdenken ist hier nicht notwendig. Was die Sinne wahrnehmen, wird nicht analysiert und nicht bewertet. Wozu auch? Alles darf sein, wie es ist. Wenn der Himmel sich plötzlich zuzieht und eine Regenwolke sich über uns ergießt, dann gießt es eben. Wir nehmen wahr, dass Regen nass ist, ziehen die Regenjacke an und wandern weiter. Bis zum nächsten Unterstand.

Wenn wir achtsam sind, nehmen wir auch wahr, was in uns vorgeht. Wenn Ärger in uns aufflammt, weil es regnet, nehmen wir dieses Gefühl achtsam wahr. Gefühle kommen und gehen, wie Regenschauer. Wenn Gefühle einmal da sind, verlassen sie uns auch wieder, sobald wir sie loslassen. Jeder Widerstand und jedes aufbegehrende Nicht-haben-Wollen jedoch hält sie fest, fixiert sie und bindet sie an den Augenblick. Dieser scheint dann in einer Endlosschleife stehen zu bleiben und das unangenehme Gefühl zu verstärken. Wenn wir den Film des Geschehens anhalten, verlieren wir das achtsame Gewahrsein.

Ärger ist eine Ladung negativer Gefühlsenergie. Diese Energie ist in ihrer Menge begrenzt und sie verpufft, wenn man ihr freien Lauf lässt. Das unangenehme Gefühl läuft sich tot, sofern man es nicht an seiner Entladung hindert. Durch Wegschauen, Wegschieben oder Unterdrücken verschwindet die Energie vielleicht aus unserem Bewusstsein, doch sie löst sich nicht auf. Sie parkt im unbewussten Teil unserer Psyche und wartet auf Entladung bei nächster Gelegenheit. Gefühlsenergie kann auch eingefroren werden, oft merken wir dies an unseren manchmal sogar chronisch verspannten Muskeln (Muskelpanzer).

Erlaube ich der Ärgerenergie, da zu sein, bleibt mir noch die Wahl des Ausdrucks. Ich könnte die Energie ableiten, indem ich mich aufführe wie Rumpelstilzchen und armefuchtelnd und füßestampfend meinen Unmut in die Welt hinausposaune. Ich könnte aber auch einfach bei mir und in mir bleiben. Dem Gefühl des Ärgers durch meine Aufmerksamkeit Raum schenken und seiner Wirkung in meinem Körper nachspüren. Das gelingt mit Achtsamkeit. Ich verschließe nicht die Augen für das, was ist. Sondern ich schaue hin und schaue mir an, was ist. Dem Denken allerdings verbiete ich die Analyse. Ich schaue zu und spüre, wie sich das anfühlt, wenn die Gefühlsenergie durch meinen Körper fegt. Und ich werde feststellen, dass der Ärger nach einer Weile langsam verschwindet.

Gefühle steigen auf, dauern an und vergehen. Sie sind angenehm, unangenehm oder neutral. Gefühle achtsam zu betrachten, ist wie am Ufer eines Flusses zu sitzen und die Wellen zu beobachten, wie sie sich aufbauen und wieder zurückziehen. Achtsamkeit verhindert, dass wir von einer Gefühlswelle überflutet und in den Fluss gerissen werden.

Unangenehme Gefühlsmomente lassen sich mit Achtsamkeit recht schnell und effektiv handhaben. Der beste Umgang mit Gefühlen ist, sie zu fühlen. Wir richten unsere gesamte Aufmerksamkeit auf das Fühlen und Spüren. Über das Gefühl nachzudenken, ist nur ein Trick und eine Ausrede, um vom Fühlen abzulenken und sich vor dem Erleben des Gefühls zu drücken. Gefühle wollen gefühlt und nicht bedacht werden. Wenn das unangenehme Gefühl durchfühlt und durchlitten ist, haben wir immer noch Zeit, darüber nachzudenken, falls das dann noch nötig ist. Meistens hat sich das Denken darüber dann erübrigt.

Der Preis für unterdrückte Gefühle ist hoch. Ihre negative Energie sammelt sich in unserer Psyche an und erzeugt Stress im Körper. Irgendwann kann das Fass überlaufen und eine Krankheit bricht aus. Mit Achtsamkeit gehen wir einen gesünderen Weg. Wir brauchen dazu nur die Bereitschaft, ein unangenehmes Gefühl vorübergehend achtsam anzunehmen und zu fühlen. Nach ein paar Minuten löst sich das unangenehme Gefühl auf wie die Rauchschwaden einer Zigarre. Draußen in der Welt mag es vielleicht noch regnen, doch wenn in unserem Herz die Sonne scheint, dann fangen wir auch bei Regen an zu singen, wie in dem bekannten Hollywoodfilm: *I'm singin' in the rain, just singin' in the rain, what a glorious feeling, I'm happy again.*

Achtsames Tun und Lassen

Achtsamkeit schenkt uns die Gelassenheit, den gegenwärtigen Moment souverän zu handhaben. Wir fühlen uns dem Augenblick gewachsen, wenn wir frei sind von der Belastung einer unwiederbringlichen Vergangenheit und der Vorstellung von unserer Zukunft. Denn wir brauchen nur diesem kleinen Augenblick gerecht zu werden, mehr nicht. Um die nassen Schuhe kümmern wir uns später.

Steht man fest auf dem Boden der Achtsamkeit, kann einem nichts den Boden unter den Füßen wegreißen. Als Meister der Achtsamkeit ruht man gleichsam im Auge des Sturms. Achtsamkeit leistet keinerlei Widerstand gegen das, was sich ereignet. Das Gegebene wird mit all seinen Facetten zur Kenntnis genommen und aus dieser Haltung erfolgt eine der Situation angemessenen Reaktion wie von selbst. Manchmal bedeutet das auch, nichts zu tun.

Achtsam sind wir immer in Berührung mit dem Leben und mit jedem Augenblick. Treffen wir auf ein weinendes Kind mit einem

Teddy, dem der Arm abgerissen wurde, dann brechen wir nicht ebenfalls verzweifelt in Tränen aus. Mit Achtsamkeit vermögen wir die Tragik der Situation realistisch einzuschätzen. Das Kind können wir trösten und den abgetrennten Arm wieder an den Rumpf des Teddys nähen. Wenn Achtsamkeit etwas Schmerzliches berührt, wandelt sich der Schmerz und heilt. Wenn Achtsamkeit etwas Schönes berührt, offenbart sich dessen Schönheit in tausend Farben.

Achtsamkeit und sinnlicher Genuss

Das Maß an Achtsamkeit, das wir jedem Augenblick schenken, ist maßgebend für die Qualität und Tiefe unseres sinnlichen Erlebens. Achtsamkeit verfeinert und veredelt unsere sinnliche Wahrnehmung. Mit Achtsamkeit entwickeln wir ein sensibles Gespür für feinste Nuancen und subtilste Variationen beim Schmecken, Riechen, Sehen, Hören und Tasten. Jeder Duft und jeder Klang wird zu einem Feuerwerk sinnlichen Genusses. Beim Fasten verzichten wir zwar vorübergehend auf die Vielfalt des Geschmacks. Das macht uns aber keineswegs leidend, denn die anderen Sinne beschenken uns reichlich und ausreichend mit Genüssen, wenn wir ihnen unsererseits unsere Achtsamkeit schenken. Schauen Sie sich die Farben eines Vogelgefieders einmal genau an. Lauschen Sie einmal andächtig dem Rauschen des Meeres und streicheln Sie bei nächster Gelegenheit einmal zärtlich und ganz bewusst über einen Moosteppich am Wegesrand. Dann wird Ihnen das Gras vielleicht plötzlich grüner erscheinen und der Waldboden erdiger duften. Und die vorbeiziehenden Wolken am blauen Himmel scheinen Ihnen zuzulächeln. Wenn wir der Natur unsere Achtsamkeit schenken, dann offenbart sie sich uns in voller Pracht. Mit Achtsamkeit haben wir einen Schlüssel in der Hand, der unsere Lebensqualität um ein Vielfaches zu steigern vermag. Ob ein Tag als langweilig oder als bereichernd erlebt wird, bestimmen wir mit unserer Achtsamkeit. Die Welt um uns und in uns ist voller Wunder. Mit Achtsamkeit heben wir die kleinen und großen Schätze des Lebens in unser Bewusstsein.

Achtsamkeit üben

Die innere Haltung der Achtsamkeit ist individuell gefärbt. So begeben sich manche Menschen in eine achtsame Haltung, indem sie sich wie ein Wissenschaftler oder Zeuge auf einen sachlich-neutralen Beobachterposten begeben. Andere nehmen eine offene, staunende Haltung ein, gleich einem Kind, das in seinen Händen behutsam ein Küken hält und zärtlich betrachtet. Möglich ist auch eine mütterliche Einstellung, die sanft und wohlwollend das Spiel ihrer Kinder beobachtet. Probieren Sie aus, welche innere Haltung der Achtsamkeit Ihnen am meisten liegt. Vielleicht probieren Sie auch einfach mal aus, Ihre Achtsamkeitshaltung zu verändern.

Achtsamkeitsübung 1: Schöne Dinge

Viel Freude und große Befriedigung bereiten Achtsamkeitsübungen mit unseren Sinnen. Schauen Sie sich um und lassen Sie Ihren Blick schweifen, bis er an einem Gegenstand hängenbleibt. An einem Baum, einem Stein, einem Perlhuhn im Garten, am Mondlicht auf einem See oder an der Kirche auf dem Berg. Was immer es ist, schenken Sie diesem Gegenstand Ihre volle Aufmerksamkeit und nehmen Sie ihn in allen Facetten wahr. Wenn es ein Baum ist, beachten Sie die Farben der Blätter, die Kontur des Stammes, die Schatten, die Bewegung der Äste. Wenn Sie in Reichweite des Baumes sind, fassen Sie ihn an. Wie fühlt er sich an? Lehnen Sie sich an ihn. Lauschen Sie, wie die Blätter im Wind rascheln. Riechen Sie an dem Baum. Gleichzeitig nehmen Sie wahr, was in Ihnen vorgeht. Welche Gefühle steigen in Ihnen auf? Erkennen Sie die Schönheit des Baumes? Erfüllt Sie der Baum mit Staunen? Steigt in Ihnen ein Gefühl der Wertschätzung und Freude auf?

Wiederholen Sie diese Übung immer wieder, so wird kein Tag vergehen, an dem sie nicht etwas Schönes entdeckt und sich daran erfreut haben. All die schönen Dinge in dieser Welt sind für Sie da, damit Sie sich an ihnen erfreuen.

Achtsamkeitsübung 2: Musik

Eine der ergiebigsten Quellen der Freude und Inspiration ist die Musik. Sich am Abend nach einem langen Wandertag einem Ohren-

schmaus herrlicher Musik hinzugeben, ist ein wunderbarer Ausklang für den Tag. Wählen Sie Musik, die Ihr Herz anrührt. Erhebende Stücke wie Ave Maria, Amazing Grace *oder* Pachelbels Kanon *in D-Dur können die Seele wie auf einer Ballonfahrt in himmlische Sphären tragen. Nehmen Sie Ihre Lieblingsmusik als Balsam für die Seele zur Fastenwanderwoche mit. Wenn Sie Musik hören, dann schließen Sie die Augen und lauschen Sie der Musik so aufmerksam wie möglich. Hören Sie, wie der Klang aus der Stille kommt, anschwillt, erklingt und wieder in der Stille versinkt. Nehmen Sie die verschiedenen Instrumente mit ihren reichen Klangfarben wahr. Achten Sie auf den Rhythmus im Hintergrund. Vielleicht möchten Sie ihren Körper im Rhythmus der Musik bewegen. Tun Sie das. Spüren Sie den Gefühlen nach, die die Musik in Ihnen hervorruft und lassen Sie sich von ihnen tragen.*

Achtsamkeitsübung 3: Achtsames Wandern

Achtsamkeit ist das Herzstück buddhistischer Praxis und wir finden hier eine Fülle einfacher und alltagstauglicher Übungen für jedermann. Buddhisten üben Achtsamkeit am Naheliegenden.

Beim Fastenwandern ist das Naheliegende das Wandern. Achtsames Wandern bedeutet, dass wir unsere ganze Aufmerksamkeit ausschließlich dem Wandern widmen. Mit allen Sinnen erfassen wir, was um uns und in uns vorgeht. Achtsamkeit durchdringt unser Schauen, unser Lauschen und Spüren, während wir wandern. Drei Stunden lang durchgehend achtsam zu wandern wird anfangs kaum gelingen. Also beginnen Sie mit fünf Minuten. Zunächst lenken Sie Ihre Aufmerksamkeit auf das Atmen. Die Tatsache, dass wir atmen, ist zentraler Ausdruck unseres Lebendigseins. Ist unsere Wahrnehmung in Kontakt mit dem Atem, ist sie gleichsam auch in Kontakt mit dem Körper. Atmen Sie zunächst ein paarmal bewusst ein und aus. Dann lenken Sie Ihre Aufmerksamkeit auf Ihre Schritte. Atmen Sie ein, gehen Sie und zählen Sie während des Einatmens Ihre Schritte: eins, zwei, drei. Atmen Sie aus und zählen Sie die Schritte während des Ausatmens: eins, zwei, drei. Vielleicht machen Sie beim Einatmen nur zwei Schritte und beim Ausatmen drei. Oder umgekehrt. Oder Sie machen beim Einatmen und Ausatmen jeweils vier Schritte. Wie auch immer, zählen Sie die Schritte bei jedem Einatmen und Ausatmen. Vielleicht verändert sich Ihre Atem-Schritt-Frequenz im Laufe der Übung. Vielleicht aber auch nicht. Das spielt erst einmal keine Rolle. Sie können, anstatt die Schritte zu zählen, Ihre Schritte auch mit einem anderen Wort begleiten. So verwendet der buddhistische Mönch Thich Nhat Hanh bei seiner Geh-Mediation während des Einatmens die Worte »Oui, oui, oui« und während des Ausatmens »Merci, merci, merci«. »Ja« und »Danke« sind wohlwollende Worte. Jedes Wort, das Sie mögen, eignet sich für die Achtsamkeitsübung. Beenden Sie die Übung nach fünf Minuten.

Wann immer Ihnen auf der Wanderung die Achtsamkeitsübung spontan in den Sinn kommt, wiederholen Sie die Übung. Wenn Sie Lust haben, dehnen Sie die Phase des achtsamen Wandern auf zehn Minuten aus. Später auf fünfzehn und so weiter.

Während das Denken mit dem Schrittezählen oder dem Schritt-Wörter-Rezitieren beschäftigt ist, kann ein großer Teil unseres Geistes zur Ruhe kommen. Das Bewusstsein wird frei für sinnliche Eindrücke um uns herum und in uns, denn Schrittezählen ist keine so komplexe Aufgabe, das unser Geist damit komplett ausgefüllt wäre. An der Peripherie unserer Wahrnehmung ist zum Beispiel noch reichlich Raum für das Spüren der Bewegung unserer Füße, wie sie den weichen oder harten Boden berühren, abrollen und wieder vom Boden abheben.

Die einfache Aufgabe des Schrittezählens gekoppelt an den Atem beruhigt das Denken. Es kommt zur Ruhe. Der Geist darf sich vom Denken ausruhen. Sollten Sie die seltene Fähigkeit haben, Ihr Denken auf Knopfdruck ausschalten zu können wie ein Radio, erübrigt sich das Schrittezählen beim Atmen für Sie. Doch nur wenige verfügen über diese Gabe, die Gedankenflut auf Kommando abzustellen. Wahrnehmen ohne Gedanken, ohne über das Wahrgenommene nachzudenken, sondern sich ganz dem sinnlichen Erleben hinzugeben, fällt Kindern leicht. Erwachsene dagegen tun sich meist recht schwer damit. Viele Menschen können sich gar nicht vorstellen, dass es auch mal still im Kopf sein könnte und das Leben trotzdem weitergeht.

Frei vom Denken an Gestern und an Morgen verweilt das Bewusstsein im gegenwärtigen Moment. Es ruht in sich. Dadurch weitet sich das Bewusstsein und wird fähig, mehr und mehr von der Welt im Hier und Jetzt aufzunehmen. Auch das Bewusstsein für unseren Körper ändert sich beim Wandern. Wir erkennen vielleicht voller Dankbarkeit, dass die frische Luft immer für uns da ist. Wenn wir so ein paar Tage lang achtsames Wandern geübt haben, dann kann es sein, dass sich ein Lächeln auf unserem Gesicht breitmacht – ganz von selbst. Und wir ertappen uns, wie wir den Vögeln und den Blumen am Wegesrand zulächeln. Für das Glück dieses Augenblicks bedarf es nur ein wenig Achtsamkeit.

Eine kleine Geschichte

Eine vielbeschäftigte Hausfrau ging einst zu einem Weisen und sprach: »Verehrter Herr, ich habe gehört, dass es möglich ist, Glückseligkeit in diesem Leben zu erlangen. Ich habe auch gehört, dass Glückseligkeit sich offenbart, wenn man sich unter einen Banyanbaum in Indien setzt und in tiefe Meditation versenkt. Doch wer holt dann das Wasser vom Brunnen und wer kocht das Essen für die Familie? Und wer bestellt den Garten und putzt das Haus? Gütiger Herr, sag mir, ist das der einzige Weg zur Glückseligkeit?«

Und der Weise antwortete: »Gute Frau, sei gewiss. Viele Wege führen nach Mumbai. Der kürzeste ist der Weg der Achtsamkeit. Für dich bedeutet das: Wenn du Wasser holst, dann hole Wasser, wenn du putzt, dann putze, wenn du kochst, dann koche, und wenn du den Garten bestellst, dann bestelle den Garten. Wenn du das Eine tust, dann tue nur das Eine ohne ein Zweites oder Drittes und Glückseligkeit wird sich deiner Seele offenbaren.«

Danke!

Nicht die Glücklichen sind dankbar.
Es sind die Dankbaren, die glücklich sind.

FRANCIS BACON

Wenn man niedergeschlagen ist und einen Blick auf all die kleinen wunderbaren Selbstverständlichkeiten des Lebens wirft, relativieren sich Enttäuschungen schnell auf ein erträgliches Maß. Dankbarkeit hebt uns aus dem Morast der Unzufriedenheit, der überzogenen Ansprüche und unrealistischen Erwartungen, weil sie das Leben, die Menschen und deren Werke würdigt, die zu unserem Wohl beitragen. Dankbarkeit ist eine psychische Ressource, die einem das Leben sehr erleichtern kann. Eine dankbare Haltung nährt sich aus der Wertschätzung aller Dinge und federt so manch einen Schicksalsschlag ab.

Danke du liebes Universum für diesen schönen Morgen.

Danke liebe Sonne, dass du heute für mich scheinst.

Danke liebe Luft, dass du mir frischen Sauerstoff zum Atmen schenkst.

Danke liebe Erde, dass du mich unermüdlich trägst.

Danke liebes Wasser, dass ich meinen Durst mit dir lösche und meinen Körper in dir bade.

Danke ihr lieben Beine, dass ihr mich laufen lasst über Wiesen und Berge.

Danke liebe Augen, die mich schauen lassen all die prachtvollen, bunten Dinge in dieser Welt.

Danke liebe Vögel, dass ihr vor meinem Fenster eure fröhlichen Lieder zwitschert.

Danke mein lieber Hund für dein freudiges Gebell und Schwanzgewedel.

Danke all ihr bunten Früchte und leckeren Gemüse, dass ihr mich ernährt.

Danke liebes Haus, dass du mich vor Sturm und Kälte schützt.

Danke liebes Erdöl, das du mein Auto antreibst und dich in Plastik für meine PC-Tastatur verwandeln lässt.

Danke liebes Internet, dass du mich jederzeit und augenblicklich mit meinen Freunden in aller Welt verbindest.

Danke liebe Eltern für eure Fürsorge und Liebe.

Danke mein geliebter Freund für deine Zuneigung und Herzenswärme.

Danke ihr wilden Kinder für euer jauchzendes Lachen.

Danke Mozart, Bach und Puccini für eure herrliche Musik.

Danke Charles Dickens für deine tiefsinnigen Romane.

Danke an all die Staatsmänner und -frauen für den Frieden in unserem Land.

Danke liebe Oma für deine lustigen Gutenachtgeschichten.

Danke lieber Himmel für deine funkelnden Sterne.

Danke lieber Gott für das Leben, das du mir geschenkt hast.

Eine verrückte Therapie

Es war einmal ein Mann, der suchte einen Arzt auf, weil er sich seit Monaten hundeelend fühlte. Die Untersuchung erbrachte keinen Befund. Der Arzt behielt das jedoch für sich und fragte den Mann nach seiner Frau, seinen Kindern und seinen Arbeitskollegen. Der Mann ergoss sich in einem Schwall von Anschuldigungen und klagte bitterlich, dass die ganze Welt sich gegen ihn verschworen habe. Der Arzt konnte sehen, dass dieser Mann nervlich zerrüttet war. Mit ernster Miene eröffnete er dem Mann, dass dieser an einer sehr seltenen, tödlichen Krankheit leide, für die es nur ein einziges Mittel gäbe. Ein sehr ungewöhnliches Mittel sei dies, aber hoch wirksam. Der Mann erschrak zutiefst im Angesicht des Todes und war bereit alles zu tun und sei es noch so verrückt. Der Arzt ging zu seinem Medizinschrank, holte ein Päckchen heraus und gab es dem Mann mit den Worten: »In diesem Päckchen sind eintausend medizinische Pflaster. Nehmen Sie täglich fünfundzwanzig dieser Pflaster und schreiben Sie das Wort Danke auf jedes Pflaster. Dann schauen Sie sich um und kleben Sie die Pflaster auf Dinge und Gegenstände, von denen Sie meinen, Sie könnten für sie dankbar sein. Kommen Sie dann bitte in zwei Wochen wieder zu mir in die Praxis.« Der Mann hielt dieses Heilmittel zwar für total verrückt, aber ihm saß die Angst vor dem Tod im Nacken. Lieber diese verrückteste aller Arzneien ausprobieren als sterben. Insgeheim zweifelte er an dieser angeblichen Medizin, dachte aber: »Schaden wird es wohl nicht. Und schlechter als es mir momentan geht, kann ich mich auch nicht mehr fühlen.« Also beschriftete der Mann täglich fünfundzwanzig Pflaster mit dem Wort Danke und klebte sie auf Gegenstände, die zur Bequemlichkeit seines Lebens beitrugen: auf sein Bett, seine Stiefel, seine warme Jacke, auf den Kühlschrank, seinen Staubsauger, sein Auto, die Badewanne ... Nach einer Woche hätte er fast dem Hund ein Pflaster auf die feuchte Nase geklebt. Da musste er herzhaft lachen. Zum ersten Mal seit Jahren. Und plötzlich fielen ihm fünfundzwanzig Dinge ein, für die er dankbar war, die er aber nicht bekleben konnte, da sie gegenstandslos waren. Er beschloss sie aufzuschreiben. Die Stille der Nacht, das Knirschen des Schnees, der Geruch von frischem Brot ... Neben jeden Eintrag klebte der Mann ein Danke-Pflaster. Beim nächsten Arztbesuch legte der Mann seine Liste stolz dem Doktor vor. Dieser zeigte sich hoch erfreut und lobte den Mann. Dann untersuchte er ihn eingehend und verkündete die frohe Botschaft, dass die schlimme Krankheit zum Stillstand gekommen sei. Der Mann möge mit der Heilmethode fortfahren und die Dosis auf fünfzig Pflaster täglich erhöhen, um den Heilungsprozess zu beschleunigen, und er solle wiederkommen, wenn das Päckchen mit den Pflastern aufgebraucht sei. Nach knapp zwei Wochen kam der Mann wieder in die Praxis, fröhlich pfeifend und mit einem breiten Lächeln im Gesicht. Der Arzt untersuchte ihn abermals und erklärte ihn für vollkommen geheilt. Daraufhin nahm der Mann das letzte Pflaster aus dem Päckchen und klebte es dem Arzt auf die linke Brusttasche, da wo sein Herz für seine Patienten schlug. »Danke, Doktor! Danke!«

Diese Danke-Kur eignet sich als Hausmittel zur Selbstmedikation.

Stimmungsaufheller

Nehmen Sie sich ein DIN-A4-Blatt Papier, eine Schere, einen Stift und zehn Minuten Zeit. Falten Sie das Blatt Papier dreimal. Entfalten Sie es und schneiden Sie das Papier entlang der Faltungen aus. Sie erhalten dann acht Papierteile. Noch einfacher geht es mit einem Päckchen Karteikarten.

Nun schreiben Sie auf jedes der acht Papierteile beziehungsweise jede Karteikarte: Danke!

Fragen Sie sich dann, wofür Sie dankbar sind oder sein könnten.

Auf die Rückseite eines jeden Papierteils oder jeder Karteikarte schreiben Sie Ihre Antwort. Was immer ihnen einfällt.

Wiederholen Sie diese Übung während der Fastenwanderwoche täglich und sammeln Sie die Danke-Karten in einer schönen Schachtel oder Dose. Wann immer Sie mit sich oder der Welt unzufrieden sind, öffnen Sie Ihre Danke-Schachtel und lesen Sie Ihre Danke-Karten. Ihre schlechte Laune könnte sich in Luft auflösen.

Sie werden bemerken, dass es fast unmöglich ist, Trübsal zu blasen, wenn man eine dankbare innere Haltung einnimmt. Es ist auch unmöglich, andere oder sich selbst zu kritisieren, wenn Dankbarkeit das eigene Gemüt erfüllt. Solch ein Dankbarkeitsspiel stimmt uns froh und macht uns bewusst, dass nichts, was wir besitzen, selbstverständlich ist. Die Wertschätzung der vielen kleinen und großen Dinge, die unser Leben bereichern, wächst und damit steigt auch die Zufriedenheit. Jeder Augenblick kann ein Moment der Freude sein.

Danke-Zettel und -Karten kann man auch gut verschenken! Klemmen Sie einem Freund, einem Kollegen oder Ihrem Partner einmal eine Danke-Karte unter den Frontscheibenwischer seines Wagens. Damit zaubern Sie ihm ein Lächeln ins Gesicht.

Durch die Kultivierung einer dankbaren inneren Haltung klingt jede chronische Unzufriedenheit ab, die ihre Ursache in überzogenen Erwartungen und irrationalen Gefühlen von Mangel hat. Wir lernen auch wieder zu staunen. Denn ist es nicht schon erstaunlich, dass jeden Morgen die Sonne aufgeht und nach jedem Winter ein neuer Frühling einzieht? Es liegt an uns, wohin wir unseren Blick lenken: auf das, womit wir unzufrieden sind, oder auf das, was in unserem Leben schön und bejahenswert ist.

Dankbarkeit ist ein Ausdruck von Wertschätzung, Anerkennung und Würdigung. Manchmal erkennen wir den Wert einer Sache erst, wenn wir sie verlieren. Unsere Sehkraft, unsere Bewegungsfreiheit, frische Luft, sauberes Wasser, Frieden. So vieles erscheint uns so selbstverständlich.

Das Wertvollste im Leben ist das Leben selbst. Aus dem Nichts entfaltet es sich zum Dasein. Ein Geschenk Gottes, jener höchsten Macht, aus der alles entsteht und die alles durchdringt. So gilt unter Gottesgläubigen der größte Dank Gott, Brahman, Allah oder dem Absoluten.

Lachen und Humor

Jedes Mal, wenn ein Mensch von Herzen lacht, geht eine Sonne auf.

YVONNE GINSBERG

Fastenwandern ist eine ernste Angelegenheit, da gibt es nichts zu lachen. Könnte man meinen. Doch spätestens wenn der Fastenleiter eines Abends nach dem kargen Mahl etwas unbeholfen auf einen Stuhl klettert – damit er besser gesehen wird – und zur Vorführung der Darmreinigung mittels Einlauf ansetzt, ertönen die ersten Lacher. Während nun der Fastencoach sich akrobatisch verrenkend diverse Körperstellungen vorturnt, ruft plötzlich ein Teilnehmer empört dazwischen: »Also nee, ich bin doch nicht schwul.« Schallendes Gelächter. Der Fastenleiter bleibt gefasst und fügt beiläufig hinzu: »Es kann nicht schaden, seinen Horizont zu erweitern.« Mit ernster Miene setzt er seinen Vortrag über die außerordentliche Wichtigkeit der Darmreinigung kompetent fort. Doch am Ende entschlüpft ihm ein Freud'scher Versprecher, als er in die Runde fragt: »Haben auch alle einen Vibrator dabei?« Die Gruppe schweigt zunächst nachdenklich. Vibrator? Dann fällt der Groschen und alles prustet los. Gemeint war natürlich ein Irrigator – das Einlaufgerät für die Darmreinigung.

Deutscher Humor ist ein echter Schlankmacher, behauptet der Komiker Dieter Hallervorden. Man muss meilenweit laufen, bis man ihn trifft. Vielleicht begegnen Fastenwanderer ihm deshalb öfter – dem Humor.

Die Wissenschaftler glauben, das eigentliche Geheimnis des Humors liegt im Nucleus accumbens, einem »Belohnungszentrum« im Gehirn. Wenn man diesen Bereich reizt, zum Beispiel durch den Duft von gutem Essen, einen erotischen Anblick, die Vorstellung, wie Dagobert Duck in Geld zu schwimmen, oder durch ein herzhaftes Lachen, löst es Glücksgefühle aus. *Gelotologie*[1] heißt die Lehre, die die Wirkung des Lachens auf Körper und Psyche erforscht. Achtzehn verschiedene Varianten des Lachens soll es geben: Das spöttische Lachen, das hämische Lachen, das müde Lachen, das nervöse Lachen, das schamhafte Lachen, das höfliche Lachen und so weiter. Ohne Beimischung unterschwelliger Absichten und Gefühle ist das herzhafte Lachen. Ein Lachen, das von Herzen kommt, drückt kindliche Lebensfreude und Urvertrauen ins Dasein aus.

Beim Fastenwandern darf natürlich herzhaft gelacht werden. Aus gesundheitlicher Perspektive sogar möglichst oft und viel. Eine Minute Lachen ist nämlich genauso erfrischend wie 45 Minuten Entspannungstraining.[2]

Wir lachen über komische Situationen und über humorvoll umgedeutete Widersprüche des Lebens. Humor hebt uns aus festgefahrenen Denkmustern und zeigt uns alternative Standpunkte auf. Der geistige Horizont weitet sich und relativiert die Bedeutung der Dinge. Vieles ist letztendlich doch nicht so tragisch, wie wir annehmen. Das Leben ist zu wichtig, um alle Dinge ernst zu nehmen. Sogar das Paradoxe erklärt sich im Humor. Humor vermag die eigenen Schwächen, Unzulänglichkeiten und Missgeschicke in all ihrer Komik und Absurdität ans Licht zu bringen, entschärft sie und macht sie annehmbar. Ohne erhobenen Zeigefinger demaskiert Humor augenzwinkernd, was wir sonst leugnen würden, nur um eine bessere Figur abzugeben. Humor hilft uns die eigenen Widersprüche auszuhalten und ermöglicht uns, über uns selbst zu lachen. Lachend muss ich mich nicht groß denken und kann mich annehmen, wie ich bin.

Lächeln

Manchen Menschen ist ein sonniges Gemüt in die Wiege gelegt. Doch niemand muss verzagen, wenn er nicht von Haus aus eine Frohnatur ist. Denn das Lachen ist uns allen angeboren. Die kleine aber feine Schwester des Lachens ist das Lächeln. Gemeint ist hier nicht jenes zwanghaft aufgesetzte, kundenfreundliche Dauerlächeln, sondern die bewusst gewählte innere Haltung des Lächelns, wie sie sich zum Beispiel im Lächeln des Buddhas zeigt. Dieses Lächeln ist Ausdruck einer Grundstimmung des Wohlwollens und der heiteren Gelassenheit. Die Buddhisten üben sich darin, dem Leben zuzulächeln. Dieses stille, wohlgesinnte Lächeln nährt die Lebensfreude und stimmt nicht nur den Buddhisten froh.

Übung

Dem Leben zuzulächeln ist eine schöne und aufheiternde Übung beim Fastenwandern. Während man so vor sich hin wandert, lächelt man den Vögeln zu, den Bäumen, dem Himmel und den Wolken, dem Meer und dem Wind. Es genügt schon ein Anflug eines Lächelns. Oft ist es einfacher, zunächst der Natur zuzulächeln als den Menschen. Und bevor man anderen zulächelt, kann man sich selbst zulächeln. Dann ist der Weg zum anderen nicht mehr weit.

Gesang

Schläft ein Lied in allen Dingen,
die da träumen fort und fort,
und die Welt hebt an zu singen,
triffst du nur das Zauberwort.

JOSEPH VON EICHENDORFF

Jede Stimme ist einzigartig wie ein Fingerabdruck. Auch nach Jahren ohne Kontakt erkennen wir einen Menschen an seiner Stimme wieder. Wir können hören, ob jemand bedrückt oder fröhlich gestimmt ist. Unsere Stimme übermittelt weitgehend unbewusst unsere augenblickliche Gefühlslage. Der Klang unserer Stimme ist die Sprache unserer Gefühle.

Mit unserer Stimme haben wir ein Instrument zur Verfügung, mit dem wir nicht nur fähig sind zu sprechen, sondern auch zu singen. Singen gehört fraglos zur Natur des Menschen. Jeder, der sprechen kann, kann auch singen. Gesang ist wahrscheinlich die älteste Musik und der menschliche Körper das älteste Musikinstrument. Es gibt keine Kultur, in der nicht gesungen wird. Die Lieder aller Völker erzählen Geschichten aus dem Leben: von Sehnsucht und Leidenschaft, von Heimatlosigkeit und Unterdrückung, von Trauer und Freude, von Schönheit und Ergriffenheit. Für alle Lebenslagen gibt es ein Lied: das Wiegenlied, das Arbeitslied, das Studentenlied, das Liebeslied, das Wanderlied, das Geburtstagslied, das Seemannslied, das Abendlied, das Heimatlied, das Weihnachtslied und Lieder zur Lobpreisung und Verehrung Gottes.

Laut einer Umfrage[3] singen 90% der Deutschen gerne. Doch die Hälfte fühlt sich beim Singen gehemmt und singt nur allein in der Badewanne oder im Auto – wenn überhaupt. Viele glauben, sie könnten nicht singen, weil sie in der Schule beim Vorsingen durchgefallen sind. Oder sie stellen überzogene Ansprüche und messen sich mit Andrea Bocelli, Enrico Caruso und Ella Fitzgerald. Unsere leistungsorientierte Gesellschaft setzt hohe Maßstäbe, die in professionellen Zusammenhängen sicher angemessen sind. Stellen wir jedoch das unbeschwert Spielerische und die Freude am Selbstausdruck in den Vordergrund, die auch zu unserem Leben gehören, können wir uns getrost vom Leistungsaspekt lösen. Würden wir beim Reden miteinander tagesschausprecherreife Stimmen voraussetzen, müssten wohl die meisten von uns betreten schweigen. Auch der Sport und die Kunst wären dann nur den Profis vorbehalten.

Drückt's dich wo, sing dich froh!

Warum also Singen? Wegen der Freude! Singen macht fröhlich. Wer singt, sorgt sich nicht. Jedenfalls nicht, während er singt. Das weiß jeder aus eigener Erfahrung, der schon einmal inbrünstig aus voller Kehle ein Lied geschmettert hat. Es ist auch wissenschaftlich belegt, dass Singen einhergeht mit einem Glückscocktail von Hormonen. Singen erhöht den Spiegel von Serotonin (das »Glückshormon«), Noradrenalin, Beta-Endorphin (ein körpereigenes Morphin) und Oxytocin (das »Liebes- und Bindungshormon«).[4]

Alles, was man zum Singen braucht, haben wir bereits: Stimmbänder, Zwerchfell, Lungen, Mund und Nase und die Fähigkeit zu atmen – alles Geschenke des Lebens. Erste Singübungen macht schon der Säugling, wenn er seine Stimme tönend erhebt zum Schreien, Wimmern, Lallen und Jauchzen. Singen ist klingender Atem, kostet keinen Cent und ist immer verfügbar. Wer diese Fähigkeit nicht nutzt, ist wie jemand, der zwei gesunde Beine und die Natur vor der Haustür hat und diese ausschließlich vom Sofa aus durch die Fenster seines Wohnzimmers betrachtet. Vielleicht weiß er nicht, was ihm da draußen entgeht. Vielleicht hat er irgendwann einmal das Glück, dass es ihm einer sagt. Vielleicht packt ihn dann die Neugier und er geht raus in die Natur und erlebt sie als Bereicherung. Dann denkt er sich vielleicht: Hätte ich das gewusst.

Im Singen steckt ein ungenutztes Potential, das wir uns aneignen können. In unserer Singstimme wohnt eine Kraft, die sich zu erschließen lohnt. Wer singt, beginnt sich umzustimmen. Singen ist ein natürliches Selbstheilungsmittel. Die ganze Klaviatur der Gefühle lässt sich singend ausdrücken; vom zärtlichen Wiegenlied über fröhliche Ausgelassenheit bis hin zu traurigem Klagegesang. Anstatt Gefühle hinunterzuschlucken oder hinauszuschreien, können wir unsere Emotionen singend entladen. Singen bringt einen ins Stocken geratenen Gefühlsfluss wieder zum Fließen. Stress- und Angstpegel sinken. Die Stresshormone Adrenalin und Cortisol werden abgebaut.[5]

Unter Stress atmen wir schnell und flach und halten die Atmung zwischendurch sogar an. Die Sauerstoffversorgung im Körper ist unzureichend. Singen verlängert die Ausatmung und vertieft die Einatmung. Dabei atmen wir viel Sauerstoff ein und viel verbrauchte Luft wieder aus. Außerdem atmen wir langsamer. Normalerweise atmet ein Erwachsener etwa sechzehnmal in der Minute. Wenn sich die Atmung auf sechs Atemzüge pro Minute verlangsamt, was zum Beispiel beim Beten oder Rezitieren von Mantras passieren kann, kommt es zu einem Resonanzeffekt, der eine Herzkohärenz herbeiführt.[6] Im Zustand der Herzkohärenz befindet sich das vegetative Nervensystem im völligen Gleichgewicht. Das bedeutet, dass die Rhythmen von Herzschlag, Atmung und Blutdruck synchron aufeinander abgestimmt sind und die Herzratenvariabilität sich nahezu ums Hundertfache erhöhen kann.[7] Die Herzratenvariabilität beschreibt die Reaktionsfähigkeit des Herzens, sich kontinuierlich Belastungsveränderungen anzupassen, und liefert eine Bezugsgröße für die Stresstoleranz und die Funktionstüchtigkeit des Herzens. Eine hohe Herzratenvariabilität weist auf eine hohe Stresstoleranz hin. Sie gilt als Maß für die allgemeine Anpassungsfähigkeit (»Globalfitness«) an innere und äußere Reize.

Die heilende Kraft des Singens

Singen ist eine emotionale Bewältigungsstrategie, mit der wir negative Befindlichkeiten in positive wandeln und positive Stimmung verstärken können. Ein missgestimmter Mensch kann sich durch den Aufenthalt in der Natur, dem Hören von harmonischer Musik oder durch Singen wieder auf seine Mitte hin einstimmen. Die harmonischen Strukturen übertragen sich auf den Organismus. Sie sind ansteckend, so wie Lachen ansteckend ist. Auch schlechte Laune ist ansteckend. Wir haben die Wahl: Anstatt in einer Missstimmung zu versumpfen, begeben wir uns in ein harmonisches Umfeld wie zum Beispiel in die Natur oder unter heitere Menschen. Wenn beides augenblicklich nicht zugänglich ist, bleibt uns noch das Singen.

Beim Singen gleichen sich Körperrhythmen wie Atmung, Puls und Blutdruck einander an, sie pendeln sich ein in ein harmonisches Verhältnis. Unser Körper ist durchzogen von rhythmischen Vorgängen, die untereinander vernetzt sind, wie die Forschungen der Chronomedizin deutlich zeigen.[8] In einem kranken Organismus sind die Körperrhythmen und deren Zusammenspiel gestört. Herzrhythmus, Atemfrequenz und Schlaf-wach-Rhythmus geraten aus dem Lot. Körperrhythmen lassen sich über die Stimme beeinflussen. Insbesondere durch das Rezitieren von Hexametern,[9] Mantra-Singen, Chanten und Tönen von Vokalen, die sich durch die Wiederholung der immer selben Melodie und desselben Textes auszeichnen und dadurch Resonanzphänomene im Körper anregen.

Die gesundheitsfördernde Wirkung des Singens ist unabhängig davon, ob besonders »schön« gesungen wird. Und sie ist umso stärker, je intensiver ein Mensch emotional beim Singen mitgeht; je mehr Freude und Begeisterung er empfindet, je mehr ein Mensch aus dem Herzen singt, allein oder mit anderen zusammen.

Verbundenheit und Zugehörigkeit

Gemeinsames Singen erzeugt ein Gefühl von Verbundenheit und erfüllt damit das Grundbedürfnis nach Zugehörigkeit und gegenseitigem Verstehen. Dies ist ein wesentlicher Aspekt für Lebensqualität. Kaum ein anderes Bemühen ist in der Völkerverständigung so erfolgreich wie das gemeinsame Musizieren und Singen. Eindrucksvolle Beispiele liefern das Arab-Jewish Youth Orchestra Israel und das West-Eastern Divan Orchestra. Hier gelingt, was aus gesellschaftspolitischer Sicht unmöglich erscheint. Das gemeinsame Musizieren schult das Einanderzuhören, das fein aufeinander abgestimmte Reagieren und den gleichberechtigten Dialog. Man entdeckt das Eigene im Fremden und das Fremde im Eigenen und erlebt den anderen und das andere nicht mehr als bedrohlich sondern als persönlich bereichernd.

Wenn Menschen gemeinsam singen, gleicht sich ihr Atemrhythmus an. Durch die synchrone Atmung nähern sich auch die Herzfrequenzen einander an. Die Sänger schwingen sich aufeinander ein und erleben sich als Einheit. Der Sänger spürt intuitiv, dass der andere auch nur ein Mensch ist, der glückliche und traurige Momente kennt, Sorgen und Lasten trägt, wie er selbst. Alle Menschen haben die gleichen Gefühle, auch wenn sie verschiedene Sprachen sprechen und ihren Glauben nicht miteinander teilen. Wer das Gefühl von Verbundenheit nicht kennt oder verloren hat, kann es durch gemeinsames Singen erfahren und stärken. Daraus wächst das Verständnis füreinander.

Einfache, schöne Lieder

Ungeübte Laien, die gerne singen möchten, sich aber nicht trauen, brauchen einfache, schöne Lieder. Melodien, die anrühren und Lust machen, mitzusingen. Viele Volkslieder erfüllen diesen Zweck und die globalisierte Welt schafft uns heute Zugang zu einem unerschöpflichen Reichtum einfacher, schöner Lieder aus allen Kulturen. Einen besonders leichten Einstieg bietet das Chanten.

Chanten

Chanten ist eine einfache Form des Singens, für die man keine musikalische Vorbildung benötigt. Man muss weder Noten lesen noch eine Terz von einer Quinte unterscheiden können.

Chanten ist ein eingedeutschter Begriff, der vom englischen Verb *to chant* stammt, das sich wiederum vom lateinischen *cantare* (singen) ableitet. Seinen Ursprung hat das Chanten im Mantra-Singen: ein sich wiederholendes Rezitieren von Tönen oder Melodien. Ein Mantra ist ein »Wort der Kraft« oder ein »heiliges Wort«, wie das christliche *Halleluja* und *Kyrie eleison* oder das jüdische *Shalom Aleichem*. Der Chant besteht in der Regel aus einer Wortfolge, die selten länger ist als ein Vierzeiler. Ein Chant hat demnach nur eine Strophe, die wiederholt gesungen wird, ein- oder mehrstimmig, so oft und so lange es gefällt. »Beim Chanten geht es nicht um Perfektion, sondern um Hingabe, nicht um Leistung, sondern darum, aus dem Herzen zu singen.«[10]

Ein Chant hat meist einen spirituellen Inhalt und ist in seiner Aussage erhebend und aufbauend und somit Nahrung für die Seele. Das kontinuierliche Wiederholen der gleichen Wörter und der gleichen Melodie ist vergleichbar mit dem kontemplativen Gebet und der Meditation (siehe Kapitel Meditation und Gebet, S. 142). Es wirkt ausgleichend und synchronisierend auf die Atmung, den Herzschlag und die Gehirnströme, woraus eine tiefe Entspannung folgt.[11]

Chanten eignet sich wunderbar zur inneren Einkehr. Ein Chant ist ein gesungenes Gebet. Anders als im Gebet und in der Meditation stören keine unerwünschten Gedanken den Prozess. Es scheint unmöglich, gleichzeitig zu singen und zu grübeln oder auch nur nachzudenken. Die inneren Dialoge verhallen.

Seit vielen Jahren tragen Gesangsforscher, Musiktherapeuten und engagierte Musiker wie Wolfgang Bossinger, Dr. Karl Adamek, Wolfgang Friederich, Michael Bollmann, Samuel L. Lewis, Gerhard Lipold, Hagara Feinbier oder Yan d'Albert Lieder aus aller Welt zusammen die »chantbar« sind. Das sind Lieder aus gregorianischen Chorälen, Lieder aus Taizé, indianische Kraftlieder, Gospels, Sufi-Gesang, jüdische Lieder, indisch-tibetische Mantras, Volkslieder aus Afrika, Asien, Amerika und aus der Südsee.

Der Weg zum Chanten

Singen hat in der Wanderbewegung Tradition. So liegt es nahe, Gesang auch beim Fastenwandern einzubinden. Beide Tätigkeiten haben sowohl gesundheitsfördernde als auch transzendente Aspekte. Man kann den Tag mit einem Chant beginnen und den Abend mit einem Chant beschließen. Möglich wäre auch einen ganzen Abend für das Chanten ins Programm aufzunehmen.

Anfänger machen sich am besten mit Chants vertraut, indem sie sich diese zunächst auf CD anhören. Im Anhang finden Sie eine Auswahl von entsprechenden Aufnahmen, die im Handel erhältlich sind. Und dann singen Sie mit, was gefällt und was anrührt. Allein oder in der Gruppe. Einige »chantbare« Lieder aus unserem Kulturkreis wie *Die Sonne tönt* oder *Dona nobis pacem* (»Gib uns Frieden«) sind Ihnen vielleicht sogar vertraut.

Meditation und Gebet

Auf welche Weise soll ich dich, Gott, suchen?
Denn wenn ich dich suche, suche ich das glückselige Leben … Ich will dich suchen, auf dass meine Seele lebe. Denn mein Leib lebt durch meine Seele und meine Seele lebt durch dich.

AUGUSTINUS AURELIUS

Meditation und Gebet sind zentrale Elemente spiritueller Praxis. Menschen, die sich auf einen spirituellen Weg begeben, sehnen sich nach einer allumfassenden Erfüllung. In Gott ruhen, sich in Gott geborgen wissen, stillt eine tiefe Sehnsucht, die weder durch Geld noch durch Anerkennung, weder durch den Traumjob noch durch den Traumpartner je dauerhaft erfüllt wird. Alle Religionen vermitteln Einsichten und Wege, die Bedürfnisse der Seele zu befriedigen. Gebet und Meditation schlagen eine Brücke zum Ewiggöttlichen und legen die Hindernisse frei, die das Erleben von Seelenfrieden und Glückseligkeit verstellen.

Wir verbinden Meditation meist mit fernöstlichen Religionen. Aber auch im Christentum gibt es Gebetsformen, die den Meditationsübungen des Hinduismus, Buddhismus und Taoismus ähneln. So zum Beispiel die *lectio divina,* die »Göttliche Lesung«. Eine Gebetsübung, die bereits im dritten Jahrhundert n. Chr. von den Wüstenvätern praktiziert wurde. Nach der ausführlichen Beschreibung des Karthäusermönchs Guigo II († 1193) gliedert sich die lectio divina in vier Teile:

lectio (Lesung)
meditatio (Besinnung)
oratio (Gebet)
contemplatio (Betrachtung).

Zunächst liest oder hört der Gläubige einen Text aus der heiligen Schrift, lässt ihn auf sich wirken und sinnt darüber nach. Meditation wurde früher verstanden als ein »Nachdenken über«. Aus dieser diskursiven Betrachtung baut sich dann eine fromme Gemütsstimmung auf – das gefühlsbetonte Beten. Danach lässt der Gläubige allmählich wieder alle Gedanken und Gefühle los und gleitet in einen Zustand des inneren Schweigens und Ruhens in Gottes Gegenwart (die Kontemplation), im tiefen Glauben, in Gott geborgen und geliebt zu sein.

Bis ins sechzehnte Jahrhundert wurde die lectio divina von Ordensleuten und auch von Laien praktiziert. Dann zerbrach die Einheit der abendländischen Christenheit. Die Kirchen der Reformation trennten sich von der römisch-katholischen Kirche. Auch innerhalb der römisch-katholischen Kirche wurden Veränderungen eingeleitet. Die lectio divina war nur noch Ordensleuten vorbehalten. Zunehmend verschwand sie auch in den Klöstern und so beschränkte sich die Unterweisung von Gebetsmethoden weitestgehend auf die diskursive Betrachtung.[12] Die wenigen Vertreter der kontemplativen Tradition, wie die Mystiker[13], blieben bis ins letzte Jahrhundert eine Randgruppe innerhalb des Christentums.

Mit der Flower-Power-Generation der 1960er und 70er Jahre setzte ein Wandel ein. Das Interesse des Westens an östlicher Philosophie und Meditation wuchs. Die Beatles reisten nach Indien und ließen sich in die Kunst des Meditierens einweisen. Tausende folgten ihnen. Für die christlichen Kirchen war es an der Zeit, sich auf die spirituellen Bedürfnisse der Blumenkinder einzustellen. Wegbereiter waren der Jesuitenpater Hugo M. Enomiya-Lassalle, der die Zen-Meditation ins Christentum einbrachte, und Thomas Keating, ein Zisterzienser Mönch, der mit seinem Centering Prayer das kontemplative Beten wiederentdeckte. Auch die katholischen Kirchenväter reagierten und ließen die Praxis der lectio divina erneut aufleben.

Die Begriffe Meditation und Kontemplation werden umgangssprachlich gerne vermischt. In der spirituellen Übung gehen sie, wie in der lectio devina, oft ineinander über. Meditation ist eine geistige Übung, bei der man die Aufmerksamkeit auf eine ganz bestimmte Tätigkeit fokussiert, wie das Rezitieren eines Wortes, die Betrachtung eines Objektes, das Beobachten des Atems oder der Gedanken. In der Kontemplation wird die gezielt gesteuerte Aufmerksamkeit auf das jeweilige Objekt aufgegeben zugunsten eines inneren Loslassens und Geschehenlassens, eine Hingabe an das Sein, an das Dasein und Sosein.

Es gibt viele Arten des Erwachens Gottes in der Seele. Wollten wir alle aufzählen, kämen wir an kein Ende. Aber dieses Erwachen des Gottessohnes gehört aus meiner Sicht zu den größten und erhabensten Gnaden, die einer Seele zuteilwerden können. Denn das Wort regt sich im Seelengrunde mit einer Kraft, Macht und Herrlichkeit und mit einer so alles durchdringenden Süße, dass die Seele meint, alle Blumendüfte und Wohlgerüche der Welt durchströmten sie und die Lieblichkeit bewege die Reiche und Mächte der Erde und des Himmels.

JOHANNES VOM KREUZ

Ziel der Meditation ist zunächst die Beruhigung und Sammlung des Geistes. Wenn das zwanghafte Denken und das aufgewühlte Gemüt zur Ruhe kommen, kann eine spirituelle Dimension wahrgenommen werden, die dem formlos Göttlichen sehr nahe ist. Hinter den Gedanken ist Stille. Die Stille des Seins. Auf der Oberfläche dieser Stille formieren sich die Gedanken und Gefühle wie Wolken am Himmel. Sie kommen und sie gehen, wie der Klang, der aus der Stille ertönt, den Raum erfüllt und wieder in der Stille verhallt. In dieser Stille ist Frieden. Seelenfrieden. Im Lärm der Gedanken ist es unmöglich, Seelenfrieden zu erfahren. Meditation übt unsere Wahrnehmung darin, ein Bewusstsein für den Raum der Stille hinter den Gedanken zu entfalten. Durch die Übung der Meditation wird uns bewusst, dass hinter den Gedanken noch etwas ist: Ein Aspekt unseres Bewusstseins, der größer ist als unser Denken. Ein klares, hellwaches, friedliches Gewahrsein, das immer da ist. Sich nie verändert. Es ist, als würden wir hinter die Wolken schauen und dort in den weiten Himmel eintauchen, wie ein warmes Jacuzzibad, in das wir uns mit einem tiefen Seufzer in wohliger Wonne hineingleiten lassen.

Globalisierung und Religionsfreiheit bieten uns heute einen freien Zugang zu einer Fülle östlicher und westlicher Gebetsformen und Meditationstechniken. Auch im nichtreligiösen spirituellen Kontext unterstützt Meditation unser Wohlbefinden und wirkt harmonisierend auf Körper und Psyche. Die Einübung eines meditativ-kontemplativen Bewusstseinszustandes verändert die elektrische Hirnaktivität, was eine Tiefenentspannung und Regeneration auslöst. Das Bewusstsein schläft während des Meditierens jedoch nicht. Der Geist ist hellwach und gleichzeitig ruht er still in sich. Diese Fähigkeit wohnt jedem Menschen inne und kann durch Übung geschult werden. Sie ist auch Grundlage des *Flow-Erlebnisses*, eines Zustandes, in dem Aufmerksamkeit, Handlung und Bewusstsein mühelos und harmonisch miteinander verschmelzen, begleitet von einem tiefen Glücksgefühl. Man erlebt sich und sein Tun im Einklang mit allen Anteilen seines Selbst und der Umwelt. Diese optimale Passung von außen und innen spiegelt sich messbar im EEG wieder. Die Hirnaktivität beider Gehirnhälften zeigt sowohl beim Flow-Erlebnis als auch in der Meditation einen synchronen Alpha-Rhythmus (8–13 Hz). Geübte Meditierende erreichen während der Meditation auch Theta-Wellen (4–7 Hz), die normalerweise nur im Schlaf auftreten. Im normalen Wachzustand dominieren Beta-Wellen (14–38 Hz). Stresssituationen gehen einher mit einer hohen Beta-Frequenz (21–38 Hz) und in dieser Frequenz arbeiten Atmung, Herzschlag und Blutdruck nicht mehr kohärent zusammen und die Herzratenvariabilität (siehe S. 138) sinkt.[14] Meditation erhöht die Stresstoleranz, das heißt die Anpassungsfähigkeit und Funktionstüchtigkeit aller Körpersysteme.

Unser Bewusstsein kann vier grundlegende Funktionsmodi einnehmen:

Wachsein mit Gedanken und Emotionen
Schlafen mit Gedanken und Emotionen (Träumen)
Schlafen ohne Gedanken und Emotionen (Tiefschlaf)
Wachsein ohne Gedanken und Emotionen (Gewahrsein)

Die ersten drei Bewusstseinszustände sind uns gut bekannt. Den vierten Zustand, das Wachsein ohne Gedanken und Emotionen, erleben die meisten von uns eher selten. Manchmal tritt dieser Zustand spontan auf, zum Beispiel beim Anblick eines überwältigenden Naturschauspiels wie eines grandiosen Sonnenuntergangs.

Auch die Geburt eines Kindes kann uns derart in Erstaunen versetzen, dass unser Denken vorübergehend stillsteht. Im Angesicht der Schönheit der Schöpfung verstummt das Geplapper im Kopf. Es fehlen uns die Worte, es verschlägt uns die Sprache. So plötzlich und unerwartet, wie dieser Zustand über uns kommt, so schnell ist er dann auch meist wieder verschwunden. Das Denken bricht wieder ein. »Oh, was für ein schöner Sonnenuntergang. Wie damals auf Tahiti. Weißt du noch?« Die Berührung mit dem göttlichen Sein der Schöpfung, die sich in ihrer ganzen Schönheit vor unserem Auge entfaltet hat, reißt ab und das ehrfürchtige Staunen verflüchtigt sich.

Um das göttliche Sein um uns und in uns viel öfter wahrzunehmen, es zu spüren, bedarf es eines ungetrübten Blickes. Einer Wahrnehmung, die frei ist von unruhigen Gedanken und einem aufgewühlten Gemüt. Meditationsübungen schulen die Wahrnehmung jener Dimension unseres Bewusstseins, die jenseits der Gedanken und der Gefühle vorhanden ist und die uns mit dem Sein, mit dem Wesen aller Dinge, in Berührung bringt; das Sein, aus dem alles hervorgeht, das alles miteinschließt, das alles durchstrahlt und durchdringt und alles miteinander verbindet. Das Reich Gottes ist in euch, sagt Jesus (Lk 17,21). Meditation und Gebet öffnen das Tor zu diesem Seinszustand.

Im Wesentlichen ist Meditation eine Aufmerksamkeitsübung, wobei die Übung darin besteht, die Aufmerksamkeit auf ein vorgegebenes Objekt zu richten, während alle anderen Objekte im Umfeld nicht beachtet werden. Meditation bedient sich einfacher Objekte, wie der Flamme einer Kerze oder eines Wortes (Mantra). Die Konzentration auf komplexe Sachverhalte ist uns meist vertrauter als die Ausrichtung unserer Aufmerksamkeit auf einen einzigen einfachen Zusammenhang, wie Kartoffelschälen oder Rasenmähen. Normalerweise verlieren wir uns bei der Ausführung einfacher Tätigkeiten in Gedanken. In der Meditation gilt es aber, diese Gewohnheit zu unterlassen, sich von nichts ablenken zu lassen und ganz bei der Sache zu bleiben. Absolut präsent zu sein und zu bleiben, auch bei den einfachsten Verrichtungen.

Das Objekt der Meditationsübung kann auch ein beliebiger Raum sein, auf den der Meditierende seine Aufmerksamkeit lenkt, ohne den Objekten im Raum Beachtung zu schenken. Er nimmt sie wohl wahr. Aber er greift nicht nach ihnen. So könnte zum Beispiel das Blau des Himmels so ein Raum sein, auf den man seine Aufmerksamkeit richtet, ohne die vorbeiziehenden Wolken zu beachten. Oder man nimmt ausschließlich die Stille hinter und zwischen den Gedanken wahr, ohne den Gedanken zu folgen und sich in ihnen zu verlieren.

Unser Bewusstsein verfügt außerdem über einen Aufmerksamkeitsmodus, der uns befähigt, uns in eine Beobachterposition neben unser Denken, Fühlen und Handeln zu begeben. Dabei sind wir uns unserer selbst bewusst und gleichzeitig des Inhalts unseres Denkens, Fühlens und Handelns. Von diesem Standpunkt aus erkennen wir, dass wir Gedanken und Gefühle haben. Wir sind verantwortlich für unsere Gedanken und Gefühle, aber wir sind sie nicht. Was wir beobachten können, können wir nicht sein. Aus dieser Warte verliert die Identifizierung mit Gedanken und Gefühlen an Gewicht. In der bewussten Unterscheidung zwischen dem wahrnehmenden Ich (dem Bewusstsein) und dem Wahrnehmungsgegenstand realisiere ich: Ich bin nicht die Wut, der Schmerz, das Schuldgefühl. Ich bin das Bewusstsein, in dem Wut, Schmerz und Schuldgefühle erscheinen – kommen und gehen. Aus der Position des Beobachters erfahren wir die Wirklichkeit umfassender. Verlieren wir diese Position, sind wir wie ein Träumender, der nicht weiß, dass er träumt und den Traum für seine einzige Wirklichkeit hält.

Meditationsübungen führen zu einem Gewahrsein, das der inneren Haltung des stillen Beobachters gleicht. Wie ein Zeuge nimmt man das Beobachtete bewusst wahr, ohne auf das Wahrgenommene zu reagieren, ohne Gedanken der Analyse oder Beurteilung. Der Beobachter lässt geschehen, was geschieht, und ist sich bewusst, was geschieht. Er ist ganz präsent im Augenblick des Geschehens. Er schaut nicht weg. Er unterdrückt keine Empfindung. Er leistet keinen Widerstand. Diese fortwährend wache Präsenz in jedem Moment aufrechtzuerhalten, das lehrt uns die Meditation.

Viele Menschen erleben nur sehr selten oder fast nie das Schweigen der Gedanken. Zwanghaft und ununterbrochen fluten Gedanken ihr Bewusstsein. Es scheint ihnen unmöglich zu sein, auch nur für zwei Minuten den Gedankenstrom abzustellen.

Eine einfache Übung, die Gedanken zur Ruhe kommen zu lassen, ist die Atemmeditation.

Meditationsübung: Bewusst atmen

Alle Menschen atmen. Wir müssen uns nicht darum kümmern, dass wir atmen. Der Körper atmet von selbst. Wir lassen es geschehen. In der Atemmeditation widmen wir uns für 10–20 Minuten ganz bewusst dem Atmen.

Nehmen Sie eine aufrechte, aber bequeme Sitzhaltung auf einem Stuhl ein. Die Füße stehen nebeneinander auf dem Boden. Sie können sich auch auf den Boden auf ein Kissen setzen, im Schneidersitz oder mit ausgestreckten Beinen. Den Rücken können Sie anlehnen. Legen Sie die Hände in den Schoß oder auf die Knie, so dass die Schultern locker im Schultergürtel hängen. Der Bauch ist entspannt, die Brust offen. Schließen Sie die Augen und atmen Sie dreimal tief durch. Halten Sie Ihre Armbanduhr so, dass Sie während der Meditation blinzend darauf schauen können, wenn Sie das Gefühl haben, die Meditationszeit ist um.

Nun richten Sie Ihre Aufmerksamkeit auf den Atem. Beobachten Sie, wie Sie ein- und ausatmen. Lassen Sie den Atem seinen eigenen Gang nehmen, wie er will. Der Atem wird nicht beeinflusst. Sie beobachten ihn nur. Wie er schnell oder langsam, flach oder tief fließt. Oder wie er sich auch verändert. Lauschen Sie dem Atem und spüren Sie, wie die Luft durch die Nase strömt.

Um die Aufmerksamkeit beim Atmen besser zu halten, kann man das Ein- und Ausatmen mit einem Wort begleiten, zum Beispiel »ein« bei jedem Einatmen und »aus« bei jedem Ausatmen. Dabei können Sie das Wort in der Länge des Atemzugs ausdehnen. Also »ein...n...n...n...n« und »auuuus...s...s«. Das begleitende Wort kann helfen, die Aufmerksamkeit besser zu halten. Man gibt dem denkenden Teil des Geistes etwas zu tun. Man beschäftigt ihn.

Während Sie den Atem beobachten, werden Sie merken, dass Gedanken auftauchen. Das geschieht von selbst. Automatisch. Ohne Willen.

Binden Sie Ihre Aufmerksamkeit an Ihren Atem. Nehmen Sie die Gedanken peripher wahr und lassen Sie die Gedanken wie Wolken an einem blauen Sommerhimmel vorbeiziehen. Auftauchende Gedanken sind während der Meditation etwas ganz Normales. Sie sind ein natürlicher Teil der Meditationsübung. So wie im Schlaf Träume auftauchen, tauchen beim Meditieren Gedanken auf. Bleiben Sie mit ihrer Aufmerksamkeit beim Beobachten des Atems und lassen Sie die Gedanken vorbeiziehen. Das gelingt nicht immer, weil manche dieser Gedanken Ihrem Geist unwiderstehlich interessant und wichtig vorkommen, viel wichtiger als die ihm gerade auferlegte Aufgabe des Atembeobachtens. Und ehe Sie sich versehen, verlieren Sie sich in den Gedanken. Nach einer Weile merken Sie das und erinnern sich an die Meditationsübung. Also lassen Sie die Gedanken wieder los und kehren mit Ihrer Aufmerksamkeit wieder zum Atembeobachten zurück, als ob nichts gewesen wäre. So wie man das Gespräch mit einem guten Freund wieder aufnimmt, wenn es von einem vorübergehenden lauten Geräusch unterbrochen wurde. Ohne Kommentar, ohne Bewertung, ohne Urteil kehrt man in den gegenwärtigen Augenblick wieder zurück. Dieses Loslassen der Gedanken werden Sie während der Meditation viele Male wiederholen müssen. Wiederholung ist ein zentrales Element in der Meditation, ähnlich wie beim Beten des Rosenkranzes. Mit fortschreitender Übung lenken Gedanken Sie immer seltener ab, und falls doch, gelingt es Ihnen immer schneller zur eigentlichen Aufgabe zurückzukehren und mit Ihrer Aufmerksamkeit wieder ganz in der Gegenwart zu verweilen.

Wenn die Meditationszeit um ist, beenden Sie die Meditationsübung und bleiben noch einen Moment sitzen, bevor Sie die Augen ganz öffnen und sich räkeln und strecken.

In den Phasen, in denen das Bewusstsein frei von Gedanken ist, spüren Sie mit der Zeit immer deutlicher eine friedliche, innere Stille. Meditation führt zu einem Ruhen im Augenblick. Für den religiösen Menschen ist es ein Ruhen in Gott. Dieses Empfinden kann nach der Meditation verblassen. Dennoch strahlt die innere Ruhe in unseren Alltag und wir agieren ruhiger, gelassener, zufriedener und bewusster.

Gebet: Mit den Füßen beten

Beim Wandern lässt sich gut beten. Man kann sich im Geiste Gott zuwenden in einem immerwährenden Gebet, das jederzeit und immer wieder aufs Neue aufgegriffen werden kann.

Überall, wo ich auch geh, bist auch du, Gott mit mir.

oder

Ich leg alles still in Gottes Hände,
das Glück, den Schmerz,
den Anfang und das Ende.

oder

O immer gleicher Gott,
gib, dass ich mich erkenne,
gib, dass ich dich erkenne.
Das ist mein Gebet.

Durch das ständige Wiederholen des Gebets erreicht es irgendwann auch unser Herz und wirkt dort klärend, ermutigend und tröstend. Mit dem Herzen bei Gott zu sein, öffnet das Bewusstsein für die Freude am Dasein.

6. Ablauf des Fastenwanderns

Eine Fastenwanderwoche

Der erste Tag einer Fastenwoche gilt der Anreise. Dieser Tag ist auch der zweite Entlastungstag, an dem man nur noch Leichtverdauliches wie Gemüse, Reis und Obst isst sowie Tee und Wasser trinkt. Am Nachmittag bezieht man sein Zimmer im Fastenhaus oder Hotel, richtet sich ein und trifft sich dann am frühen Abend mit der Gruppe. Nach einer Vorstellungsrunde wird die erste Fastenbrühe gereicht. Anschließend führt der Fastenleiter in das Thema des Fastens ein. Obwohl die natürliche Entleerungszeit des Darmes eigentlich der Morgen ist, wird in den Fastenwandergruppen gerne bereits am Abend des Anreisetages abgeführt. Andernfalls müsste man am ersten Tag in der Nähe einer Toilette im Haus bleiben und auf die Wanderung verzichten. Alle weiteren Fastenwandertage laufen im Wesentlichen wie folgt ab:

vormittags	8:00	Aufstehen Ein Glas warmes bis heißes Wasser trinken Morgengymnastik und Morgenmeditation Kräutertee-Frühstück Besprechung des Tagesablaufs
	10:00	Wanderung Auf längeren Wanderungen werden auch längere Pausen eingehalten. Da liegt man dann schon mal eine Stunde im Gras oder am Strand und träumt vor sich hin. Bei gutem Wetter wird die Gelegenheit für ein Bad im See oder Meer genutzt, sofern gegeben.
nachmittags	15:00	Rückkehr von der Wanderung 1 Glas Obst- oder Gemüsesaft Ausruhen und entspannen, Leberwickel gegebenenfalls Sauna, Massage, Kosmetik

abends	18:00	Fastenbrühe Abendprogramm: Abendspaziergang, Yoga, Konzertbesuch, Vorträge rund um das Fasten, Ernährung und Gesundheit, Meditation, Musikhören oder ein gutes Buch lesen

Den Einlauf kann man am Morgen nach dem Aufstehen oder am Nachmittag nach der Wanderung machen. So wie es jedem am besten passt.

Ein Fastenwanderwochenende

Regelmäßige Fastenperioden von 48 Stunden sind bei uns weniger bekannt, im Ayurveda zur Pflege des Verdauungsfeuers (*Agni*) aber üblich. Agni bezieht sich auf die allgemeine Verdauungskraft. Ein starkes Verdauungsfeuer weist auf eine effektive Spaltung, Aufnahme, Verteilung und Verbrennung der Nahrung sowie auf eine gute Ausscheidung der Rückstände hin.

Das 48-Stunden-Fasten wird einmal im Monat durchgeführt. Es lässt sich gut an einem Wochenende einplanen und mit Wandern kombinieren. Essen Sie am Freitag nur Leichtverdauliches wie Gemüse, Reis und Obst. Am Freitagabend vor dem Zubettgehen nehmen Sie einen Esslöffel Rizinusöl ein, dann trinken Sie ein Glas warmes Wasser. Gehen Sie früh zu Bett. Der Darm entleert sich in der Nacht oder am Morgen. Der Ayurveda beschreibt den Vorgang so: Bevor man das Verdauungsfeuer normalisieren kann, muss man es zunächst löschen. Das geschieht durch das Fasten. An den beiden Fastentagen (am Samstag und Sonntag) verpflegt man sich mit Wasser, Tee, Gemüsesuppe und einem Glas Obst- oder Gemüsesaft. Den Tagesablauf gestaltet man ähnlich wie oben beschrieben.

Ein Fastenwandertag

Für ein gesünderes Essverhalten nach dem Fasten empfehle ich einen Obst- und/oder Gemüsetag in der Woche einzuplanen. Alternativ oder ergänzend kann man einmal im Monat einen Fastenwandertag einschalten. Wählen Sie einen arbeitsfreien Tag und versorgen Sie sich mit Wasser, Tee, Gemüsesuppe und einem Glas Obst- oder Gemüsesaft. Ansonsten essen Sie nichts. Eine Darmentleerung mit Glaubersalz oder Rizinusöl ist an diesem Tag nicht nötig. Auch der Einlauf erübrigt sich. Planen Sie eine Wanderung in Ihrer Umgebung von 12–15 Kilometern Länge beziehungsweise 3–5 Stunden Dauer. Bei guter Kondition darf die Strecke auch länger sein.

Segenswünsche

Danken möchte ich Christoph Michl, der uns seit über 25 Jahren das Fastenwandern näherbringt. Seither haben viele tausend Menschen die wohltuende Wirkung des Fastenwanderns an Leib und Seele erfahren. Danke, Christoph!

Lieber Leser, mit Information zum Fastenwandern sind Sie nun ausgerüstet und ich wünsche Ihnen bei der praktischen Umsetzung viel Glück und Gottes Segen.

Möge die Straße dir entgegen eilen,
möge der Wind immer in deinem Rücken sein.
Möge Sonne warm auf dein Gesicht scheinen
und der Regen sanft auf deine Felder fallen.
Und bis wir uns wiedersehen, halte Gott dich fest in seiner Hand.

IRISCHER SEGENSWUNSCH

Gott, der Allmächtige, segne dich.
Er erfülle deine Füße mit Tanz
und deine Arme mit Kraft.
Er erfülle dein Herz mit Zärtlichkeit
und deine Augen mit Lachen.
Er erfülle deine Ohren mit Musik
und deine Nase mit Wohlgerüchen.
Er erfülle deinen Mund mit Jubel
und dein Herz mit Freude.

SEGEN AUS AFRIKA

Anmerkungen

Anmerkungen zu Kapitel 1

1 Heinz Fahrner: Fasten als Therapie, Hippokrates Verlag 1991, S. 94, zitiert aus: Siegfried Möller: Über spartanische Methoden in der Medizin, Emil Pahl Verlag 1937.

2 Jürgen Stein, Karl-W. Jauch: Praxishandbuch Klinische Ernährung und Infusionstherapie: Sektion 1: Grundlagen der Ernährungs- und Stoffwechselphysiologie, S. 15; Heinz Fahrner: Fasten als Therapie, Hippokrates Verlag 1991, S. 85.

3 Heinz Fahrner, ebenda, S. 70.

4 Stefan Silbernagel, Agamemnon Despopoulos: Taschenatlas Physiologie, 7. Auflage, Thieme Verlag 2007, S. 246.

5 Silbernagel, Despopoulos, ebenda, S. 266.

6 Epigenetik: Definition von Gary Felsenfeld (führender Epigentik-Wissenschaftler in den USA): »Epigenetik ist das Studium von vererbbaren Veränderungen der Genfunktion, die nicht durch Veränderungen der DNA-Sequenz erklärt werden können.«

7 Kristof Maletzke. 23.3.2008, »Zucker.« Zahlen und Fakten, YaaCool Europe Webcontent Ltd. <http://; www.yaacoll.com/index.php?article=432>.

8 Georgia A. Rakelmann: »Die Buschleute der Kalahari Wüste … legten im Laufe eines Jahres bei ihren Jagdzügen bis zu 4000 km zurück.« 1997, <http://www.uni-giessen.de/palaver/safrika/heft2c.htm>.

9 Heinz Fahrner: Fasten als Therapie, Hippokrates Verlag 1991, S. 23 f.

10 A. Geliebter et al.: Effect of strength or aerobic training on body composition, resting metabolic rate, an peak oxygen consumption in obese dieting subjects. *Am. J. Clin. nutr.* 1997, 66:557–563.

11 Eigengewichtübung (Body Weight Exercise): Empfehlenswert ist das MaxxF Krafttraining von Wend-Uwe Boeckh-Behrens, Sportwissenschaftler an der Universität Bayreuth.

12 Thews et al.: Anatomie, Physiologie, Pathophysiologie des Menschen, 6. Auflage, Wissenschaftliche Verlagsgesellschaft Stuttgart 2007, S. 497.

Anmerkungen zu Kapitel 2

1 Messung der mittleren Hautfaltendicke: An der Beugeseite des Oberarms, waagerecht am Bauch in Nabelhöhe und senkrecht am Rücken zwischen Wirbelsäule und Schulterblatt.

2 Wolfgang Menger: Klimatherapie an Nord- und Ostsee, Gustav Fischer Verlag 1997, S. 152.

3 Biomarker zur Bestimmung des biologischen Alters: Knochendichte, Muskelmasse, Körperfettanteil, Kraft, aerobe Kapazität, Wärmeregulation, Blutfette, Blutzuckerspiegel, Blutdruck, Seh- und Hörschärfe.

4 Klaus Binding: Sebastian Kneipp – der »Wasserdoktor«, Zeitschrift *Naturheilpraxis,* Ausgabe 8/2010, S. 992.

5 »Der Strahlungsverstärkungsfaktor, Prozent der UV-Zunahme bezogen auf Prozent der Ozonabnahme, beträgt etwa 1,2.« Deutscher Wetterdienst, Operationelles Warnsystem über erhöhte UV-Intensität in Deutschland, Mai 2010, Messungen erfolgten vom Meteorologischen Observatorium Hohenpeißenberg.

6 Christoph Gutenbrunner, Jean-Jacques Glaesener: Rehabilitation, Physikalische Medizin und Naturheilverfahren, Springer Verlag 2006, S. 91.

7 Seit 2006 gibt es ein neues Siegel (eine kleine gelbe Sonne) für UV-Schutzbekleidung, die nach EU-Standard einen Lichtschutzfaktor von mindestens 40 (40+) aufweist. Anbieter von UV-Schutzbekleidung: <http://www.unserehaut.de/docroot/pdf/levelo3/anbieter-uvtextilien.pdf>.

8 Ein Sonnenschutzmittel, dass sowohl einen UV-B- als auch UV-A-Schutz bietet und im Mischungsverhältnis den Empfehlungen der EU-Kommission entspricht, ist mit einem Logo gekennzeichnet (die Buchstaben »UVA« in einem Kreis).

9 Sonnenschutzmittel können bedenkliche Stoffe enthalten, wie Duftstoffe, die Allergien auslösen, PEG-Derivate, welche die Haut für Fremdstoffe durchlässig machen, und hormonwirksame UV-Filter. Vgl. Zeitschrift *Ökotest*, Ausgabe 6/2010.
Die Deutsche Dermatologische Gesellschaft behauptet allerdings, es gäbe keine echten Nachweise über hormonwirksame Nebenwirkungen. Auch Nanopartikel werden skeptisch betrachtet. Vgl.: <http://www.derma.de/fileadmin/derma/pdfs/LL_UVSchutz_2006_01_30.pdf>.

10 Bei Krankheiten wie Psoriasis, Atopien, nicht allergisches Asthma und chronische Bronchitis wirkt eine trockene Luft entlastend.

11 Der Luftdruck auf Meereshöhe beträgt 1013 hPa (hPa = Hektopascal). In einer Höhenlage von 2400 m beträgt der Luftdruck 756 hPa. Auf diesen Wert wird auch der max. Luftdruck an Bord von Passagierflugzeugen bei üblichen Flughöhen von etwa 11000 m (226 hPa) reguliert.

12 M. Spitzer: Vorsicht Bildschirm! Elektronische Medien, Gehirnentwicklung, Gesundheit und Gesellschaft. Klett Verlag 2005.

13 J. Vioque et al.: Time spent watching television, sleep duration and obesity in adults living in Valencis, Spain, *Int J Obes Relat Metab Discord* 2000, 24:1683–1688.
J. Salmon et al.: The association between television viewing and overweight among Australian adults participating in various leisure-time physical activity, *Int J Obes Relat Metab Discord* 2000, 24:600–606.
F.B. Hu et al.: Television watching and other sedentary behaviours in relation to risk of obesity and type 2 diabetes mellitus in women, 2003, *Jama* 289:1785–1791.

14 HPA ist aus dem Englischen abgeleitet: H=*Hypothalamus*, P=*Pituitary gland*, A=*Adrenal gland*.

Anmerkungen zu Kapitel 3

1 Epigenetik: siehe Anmerkung 6, Kapitel 1.

2 Körpersäfte: Blut, Schleim, gelbe und schwarze Galle.
Temperamentenlehre: Sanguiniker, Phlegmatiker, Choleriker, Melancholiker.

3 Vgl. Ernst Kretschmer: Die psychisch krankhafte Disposition des Leptosomen ist das Schizophrenische, des Pyknikers das Manisch-Depressive und des Athletikers das Epileptische.

4 William Herbert Sheldons Somatotypen:
- Endomorph: der Bauchmensch (intuitiv, gemütlich, gesellig, dick, rundlich),
- Ektomorph: der Kopfmensch (rational denkend, introvertiert, schlank, groß),
- Mesomorph: der körperbetonte Mensch (sportlich, muskulös, athletisch, wenig geistige Interessen).

Sheldons Somatotypologie wird heute noch in verfeinerter Form in der Sportmedizin angewandt zur Erstellung von individualisierten, dem Körperbau angepassten Trainingsprogrammen.

5 Für eine passende Wahl der Konstitutionsmittel werden auffallende Symptome und Leitsymptome, Schlüsselsymptome und auslösende Symptome, Gemüts- und Geistessymptome sowie seelische Symptome, »Als-ob-Symptome« und paradoxe Symptome, Seitensymptome und funktionelle Symptome, Organsymptome, klinische und pathognomische Symptome einbezogen, wobei letztere die geringste Bedeutung haben.

6 Bis zum Neumond ergibt sich eine tägliche Minderung um 6,6% und vom Neumond bis zum nächsten Vollmond wieder eine tägliche Zunahme von 6,6% – kleinere Schwankungen ausgenommen.

7 Liederbeispiele entnommen aus: Christian Hagena: Grundlagen der Terlusollogie, Haug, 3., akt. Auflage, 2009, S. 22 u. 23.

8 NN: Normalnull ist ein Vermessungsmaßstab für Tiefen- und Höhenangaben von Orten und Bergen bezogen auf die mittlere Meeresspiegelhöhe.

9 Der Begriff Ayurveda hat seinen Ursprung in den Sanskritwörtern *ayus* (Leben) und *veda* (Wissen oder Wissenschaft).

10 *Deutsche Zeitschrift für Sportmedizin,* Jahrgang 51, Nr. 2, 2000.

11 Australische Studie: *BMJ*, Volume 325, Number 7362, 2002.

12 Joe Dispenza: Evolve your Brain, The Science of Changing Your Mind, Health Communications 2007.

Anmerkungen zu Kapitel 4

1 Der Begriff »Biophilie« wurde 1973 von dem Psychologen Erich Fromm als »... eine leidenschaftliche Liebe zum Leben und allem Lebendigen; (als) Wunsch nach weiterem Wachsen, sei es einer Person, einer Pflanze, einer Idee oder einer sozialen Gruppe ...« beschrieben. Der Botanik-Professor Hugh H. Iltis vertrat eine ähnliche Ansicht in seinem Buch: Can One Love a Plastic Tree? 1980. So auch der Soziobiologe Edward O. Wilson in: Biophilia: The Human Bond with Other Species 1984. In seinem Buch: Die Zukunft des Lebens 2002 fast Wilson zusammen: »Zu den Werten, die unsere Verbundenheit mit der Natur begründen, gehören ein Gefühl der genetischen Einheit und Verwandtschaft sowie das tiefe Bewusstsein einer gemeinsamen Geschichte. Diese Werte sind sozusagen die Mechanismen, die unser Überleben und das Überleben unserer Art sichern.« Stephen R. Kellert beschreibt, dass eine gesunde Entwicklung des Menschen nur aus der aus seiner evolutionären Entwicklungsgeschichte hervorgegangenen physischen, emotionalen und kognitiven Hinwendung zu Leben und zu Natur (Biophilie) möglich ist. Ders.: Building for Life – Designing and Understanding the Human-Nature Connection, Island Press 2005.

2 Rainer Brämer: Zurück zur Natur? Die Wald-und-Wiesen-Therapie, *Psychologie Heute,* Heft 4, 2003;

<http://wanderforschung.de/files/wanstudpsychheute1227543922.pdf>; Rainer Brämer: Wandern neu entdeckt, Burgwald Verlag 1996, S. 15.

3 Rainer Brämer: »Naturpsychologie. Wirkungen von Naturkontakten.« <http://wanderforschung.de/files/natwirkob1258002913.pdf> (Zugriff:18.9.2010).

4 Till Roenneberg: Wie wir ticken. Die Bedeutung der inneren Uhr für unser Leben, Dumont Verlag 2010, S. 28–29.

5 Till Roenneberg: ebenda, S. 41–42.

6 Till Roenneberg: ebenda, S. 30.

7 Interview mit Chronobiologen Till Roenneberg: »60 Prozent der Bevölkerung bekommt zu wenig Schlaf«, *Der Spiegel Wissen,* Heft Nr. 4, 2009, »Der Takt der Gene«.

8 Lichtwecker: siehe <http://www.lichtwecker-test.de>.

9 Norddeutschlands größter Klarwassersee, eine gute Autostunde von Berlin entfernt.

10 Schrieb der Historiker Alexander Demandt (*1937).

11 Sebastian Grabowiecki (1543–1607) in der ersten Strophe seines Gebetsgedichts CXXI.

12 aus: Karin Fischer (Hrsg.): Lyrik und Prosa unserer Zeit, Neue Folge. Band 2, S. 47, Karin Fischer Verlag 2005.

Anmerkungen zu Kapitel 5

1 Gelotologie: griech. *gelos* – »Lachen«

2 Michael Titze, Christof T. Eschenröder: Therapeutischer Humor, Grundlagen und Anwendungen, Fischer 2003.

3 Karl Adamek: Singen als Lebenshilfe, Waxmann Verlag 2008.

4 C. Grape et al.: Does singing promote Wellbeing? An empirical study of professional and amateur singers during a singing lessons, *Integrative Physiological & Behavioural Science*, Jan-March, 2003, Vol. 38, Nr. 1, S. 65–74.
Thomas Biegl: Glücklich singend – Singend glücklich? Gesang als Beitrag zum Wohlbefinden – Serotonin, Noradrenalin, Adrenalin, Dopamin und Beta-Endorphin als psychophysiologische Indikatoren, Diplomarbeit bei Univ.-Prof. Dr. Erich Vanecek, Universität Wien, 2004.

5 Thomas Biegl, ebenda.

6 Luciano Bernardi: Effect of rosary prayer and Yoga sutras on autonomic cardiovascular rhythms, a comparative study, *bmjjournals*, 2001.

7 Heart-Math-Institute (Hrsg.): Forschungsberichte zur Herzintelligenz-Methode, VAK Freiburg 1999.

8 G. Hildebrandt et al.: Chronobiologie und Chronomedizin – kurzgefasstes Lehr- und Arbeitsbuch, Hippokrates Verlag 1998.

9 D. von Bonin et al.: Wirkungen der therapeutischen Sprachgestaltung auf Herzfrequenzvariabilität und Befinden, Forschende Komplementärmedizin und klassische Naturheilkunde, Bd. 8, 2001.

10 Wolfgang Bossinger: Die heilende Kraft des Singens, Traumzeit Verlag 2006, S. 134–143.

11 Herbert Benson: The Relaxation Response, William Marrow 1975.

12 Ignatius von Loyola (1491–1556), katholisch, Gründer des Jesuitenordens, versuchte seinerzeit mit seinem Exerzitienbüchlein »Der Geistlichen Übungen«, einem Leitfaden zur Meditation, die Tradition des kontemplativen Gebets zu retten.

13 Mystiker: – katholisch: Teresa von Ávila, Johannes vom Kreuz, Nikolaus von der Flüe, Meister Eckehardt, Hildegard von Bingen, Katharina von Siena und andere mehr – evangelisch: Jakob Böhme (1624), Gerhard Tersteegen (1769), George Fox (1691).

14 Die Herzratenvariabilität (HRV) beschreibt die Fähigkeit des Herzens, den zeitlichen Abstand von einem Herzschlag zum nächsten permanent belastungsabhängig zu verändern und sich so flexibel und unmittelbar auf die wechselnden Reize aus der Innen- und Außenwelt anzupassen. Dr. Michael Mück-Weyman: Seelentief zwingt Herzschlag in enge Bahn, *Der Hausarzt,* Ausgabe 3/05, S. 67.

Adressen

Über 60 Fastenwanderanbieter mit über 500 Veranstaltungen in Deutschland und Europa finden Sie im Jahresprogramm der Fasten-Wander-Zentrale, Postfach 2869, D-67616 Kaiserslautern, Tel./Fax +49 631 47472, <http://www.fasten-wander-zentrale.de>.

Viele Gesundheitsvereine und -akademien, Kirchengemeinden, Volkshochschulen, Hotels und Jugendherbergen bieten auch Fastenwanderungen an.

Wenn Sie einen Internetzugang haben, werden Sie in Suchmaschinen wie <http://www.google.de> schnell fündig mit Suchbegriffen wie »Fastenwandern«, »Fasten und Wandern«, »Fastenwandern Urlaub«. Ergänzen können Sie den Suchbegriff auch mit dem Ort Ihrer Wahl zum Beispiel »Fastenwandern Darss«.

Checkliste für die Ausrüstung

Papiere

- Ausweis, Reisepass
- Geld, EC-Karte, Kreditkarte
- Bahnfahrkarte, Flugticket
- Führerschein
- Krankenversicherungskarte
- Reisekrankenversicherung

Bekleidung

- Bequeme Wanderkleidung, warmer Pulli, Windschutzjacke
- Feste Wanderschuhe, Sportschuhe, Hausschuhe, dicke Socken
- Regenschutz (Regencape oder Regenjacke und Regenhose)
- Je nach Witterung: Mütze bzw. Stirnband, Schal, Handschuhe, Sonnenhut, Sonnenbrille

Körperpflege

- Kulturbeutel (Zahnbürste, Zahnpasta, Seife/Duschgel, Shampoo, Kamm, Bürste, Rasierer, Gesichtscreme, ggf. Hautöl oder Bodylotion)
- Wärmflasche und kleines Handtuch für den Leberwickel
- Irrigator zur Darmreinigung (= Einlaufgerät), erhältlich in der Apotheke, im Sanitätshaus, meist auch im Fastenkurs
- Trockenbürste
- Zungenschaber
- Pflaster, Blasenpflaster
- Sonnencreme
- Fön (falls in der Unterkunft nicht vorhanden)
- Handtücher und Badetuch (falls in der Unterkunft nicht vorhanden)

Freizeit

- Badesachen, Saunatuch (falls in der Unterkunft nicht vorhanden)
- Schreibzeug
- Das Buch, das Sie schon immer lesen wollten
- Evtl. MP3- oder CD-Player mit Ihrer Lieblingsmusik

Ausrüstung

- Rucksack
- Thermoskanne, Wasserflasche
- Eine Sitzunterlage (Isomatte) für die Wanderpausen
- Taschenmesser
- Teelöffel
- Evtl. Mückenschutz
- Wanderkarten (wenn Sie alleine unterwegs sind)
- Mobiltelefon und Ladegerät

Reisetipps

Deutsche Bahn

– <http://www.bahn.de>

Mitfahrzentralen

Hier können Fahrer und Mitfahrer ihre Angebote und Gesuche eingeben.

– <http://www.drive2day.de> (kostenlos)
– <http://www.mitfahrzentrale.de>
– <http://www.mitfahrgelegenheit.de>

Routenplaner

Kostenlose Internet-Routenplaner für Deutschland und Europa (eine Auswahl):

– <http://www.viamichelin.de>
– <http://www.de.map24.com>
– <http://www.routenplaner24.de>

Literaturtipps

Fasten

Buchinger, Otto: Das Heilfasten und seine Hilfsmethoden als biologischer Weg, Hippokrates Verlag.

Dahlke, Rüdiger: Das große Buch vom Fasten, Goldmann Verlag.

Lützner, Helmut: Wie neu geboren durch Fasten, Graefe und Unzer Verlag.

Lützner, Helmut: Richtig essen nach dem Fasten, Graefe und Unzer Verlag.

Singen/Chanten Audio-CD-Aufnahmen

Berthier, Jacques: Gesänge aus Taizé, Verlag Herder.

Bossinger, W.; Friederich, W.: Chanten, Eintauchen in die Welt des Singens, Südwest Verlag.

Bossinger, W.: Heilsame Lieder 1: Aktivieren Sie ihre Selbstheilungskräfte durch Mitsingen, Traumzeit-Verlag.

Feinbier, Hagara: Come-Together-Songs, Verlag Neue Erde.

Ayurveda

Schrott, Ernst: Ayurveda – Das Geheimnis Ihres Typs, Goldmann Verlag.

Meditation und Gebet

Cornfield, Jack: Meditation für Anfänger: Inklusive einer CD mit sechs geführten Meditationen, Goldmann Verlag.

Grün, Anselm: Herzensruhe: Im Einklang mit sich selber sein, Verlag Herder.

Keating, Thomas: Das Gebet der Sammlung, Vier-Türme-Verlag.

Lehrhaupt, L.; Meibert, P.: Stress bewältigen mit Achtsamkeit, Kösel Verlag.